カイロプラクティック各論（2）
── エッセンシャル栄養学 ──

仲井 康二,D.C. 著

はじめに

　この本は２０１２年～２０１６年の５年間にかけて、ネット上で"ドクターズサジェスチョン"として毎月一回連載させて頂き、ご紹介してきた栄養学の基本的な情報を基に、更に内容を修正・加筆、そして新たな情報を書き加えたものです。

　重複する内容も多々ありますが、異なる角度からの視点もあるので、敢えて大きく訂正せずにご紹介することにしました。

　３大栄養素（炭水化物、脂肪、タンパク質）の重要性が唱えられたのは１９世紀だと思いますが、体に必要で不可欠となるビタミンやミネラルの重要性が、新たに見出されたのは２０世紀に入ってからです。

　ですので、まだまだ分かっていない不明なことが多い分野であり、日々進歩している学問でもあります。

　そんな大切な栄養学に目覚めたのは、もう１５年以上前になります。

　カイロプラクティックの大学では３学期に渡る"栄養学"のクラスがありましたが、当時は"栄養学"に対する興味は全く無く、体の歪んだ関節を治して行けば、どんな患者さんも治癒できると信じていました。

　卒業後、アメリカで数年間に渡って臨床を積み、日本に帰国して開業して暫くしてから、やっと"栄養学"の重要性に目覚めました。随分と無駄な時間を過ごしてしまいました。人の体（健康）に携わる仕事をしている身として、深く反省しています。

　今では、毎日摂取している食事が、どれだけ体に影響を与えているかを痛感しています。そして自分たちは誤った情報にどれだけ振り回されてきたことに驚き、敢えて今まで理解できた正しい情報を皆さんに提供すべきだと考えました。

　今は２０１７年ですので、ご紹介した内容よりも新たな事実が発見されている部分もあると思います。なるべくアンテナを立てているつもりですが、聞こえて来ない情報もあります。ですから間違った情報や内容もあると思います。ご了承ください。

　この本は、全く"栄養学"を知らない人を対象に書きましたので、誰にでも理解でき

る内容になるように努めたつもりです。中には少し専門的な部分もありますが、飛ば
してお読みください。

　多くの人が、今までの誤った情報を知り、少しでも皆さんの健康に役立つことを祈っ
ております。

目　次

はじめに ・・・・・・・・・・・・・・・・・・・・・・・・・・・・・・・・・・・・・・・　3

栄養学の基礎・・・・・・・・・・・・・・・・・・・・・・・・・・・　9

なぜ栄養学？・・・・・・・・・・・・・・・・・・・・・・・・・・・・・・・　9

己の無知を知る ・・・・・・・・・・・・・・・・・・・・・・・・・・・・　10

徒手による筋力検査 ・・・・・・・・・・・・・・・・・・・・・・・・　12

肝臓への検査・・・・・・・・・・・・・・・・・・・・・・・・・・・・・・　13

セラピーローカリゼーション（ＴＬ）・・・・・・・・・・・・・・　14

脈診検査（肝臓反射点）・・・・・・・・・・・・・・・・・・・・・・　15

チアシードとの出会い ・・・・・・・・・・・・・・・・・・・・・・・　16

大腸について ・・・・・・・・・・・・・・・・・・・・・・・・・・・・・・　17

リーディング・オイル ・・・・・・・・・・・・・・・・・・・・・・・・　18

ヒマシ油の効果 ・・・・・・・・・・・・・・・・・・・・・・・・・・・・　20

六大栄養素 ・・・・・・・・・・・・・・・・・・・・・・・・・・・・ 23

必要な栄養素・・・・・・・・・・・・・・・・・・・・・・・・・・・・・・　23

炭水化物・・・・・・・・・・・・・・・・・・・・・・・・・・・・・・・・・・　23

精製された炭水化物のナゾ ・・・・・・・・・・・・・・・・・・・　24

なぜ太る？ ・・・・・・・・・・・・・・・・・・・・・・・・・・・・・・・・　26

食物線維・・・・・・・・・・・・・・・・・・・・・・・・・・・・・・・・・・　27

脂肪について（１）・・・・・・・・・・・・・・・・・・・・・・・・・・　29

飽和脂肪酸　vs　不飽和脂肪酸・・・・・・・・・・・・・・・・・　33

コレステロール ・・・・・・・・・・・・・・・・・・・・・・・・・・・・・　35

脂肪総評・・・・・・・・・・・・・・・・・・・・・・・・・・・・・・・・・・　37

タンパク質について（１）・・・・・・・・・・・・・・・・・・・・・・　39

タンパク質について（2）・・・・・・・・・・・・・・・・・・・・・・・・・・・ 41

味覚・・・・・・・・・・・・・・・・・・・・・・・・・・・・・・・・・・・・・ 42

水について（1）・・・・・・・・・・・・・・・・・・・・・・・・・・・・・・・ 44

水について（2）・・・・・・・・・・・・・・・・・・・・・・・・・・・・・・・ 46

水と鉱石・・・・・・・・・・・・・・・・・・・・・・・・・・・・・・・・・・・ 47

■麦飯石（ばくはんせき）／■ネオジウム磁石（じせき）／■角閃石（かくせんせき）
■トルマリン／■花崗岩（かこうがん）／■医王石（いおうせき）
■黒曜石（こくようせき）

ビタミンとミネラル・・・・・・・・・・・・・・・・・・・・・・・・・・・・ 51

ビタミン概要・・・・・・・・・・・・・・・・・・・・・・・・・・・・・・・・・ 51

ビタミンA・・・・・・・・・・・・・・・・・・・・・・・・・・・・・・・・・・ 52

ビタミンB1・・・・・・・・・・・・・・・・・・・・・・・・・・・・・・・・・ 54

ビタミンB2・・・・・・・・・・・・・・・・・・・・・・・・・・・・・・・・・ 55

ビタミンB3・・・・・・・・・・・・・・・・・・・・・・・・・・・・・・・・・ 57

ビタミンB5・・・・・・・・・・・・・・・・・・・・・・・・・・・・・・・・・ 58

ビタミンB6・・・・・・・・・・・・・・・・・・・・・・・・・・・・・・・・・ 59

ビタミンB12と葉酸・・・・・・・・・・・・・・・・・・・・・・・・・・・・・ 59

コリン、イノシトール、ビオチン・・・・・・・・・・・・・・・・・・・・・・・ 61

ビタミンC・・・・・・・・・・・・・・・・・・・・・・・・・・・・・・・・・・ 62

ビタミンC再考・・・・・・・・・・・・・・・・・・・・・・・・・・・・・・・・ 64

ビタミンD・・・・・・・・・・・・・・・・・・・・・・・・・・・・・・・・・・ 67

ビタミンE・・・・・・・・・・・・・・・・・・・・・・・・・・・・・・・・・・ 68

ミネラル概要・・・・・・・・・・・・・・・・・・・・・・・・・・・・・・・・・ 69

カルシウム・・・・・・・・・・・・・・・・・・・・・・・・・・・・・・・・・・ 70

マグネシウム・・・・・・・・・・・・・・・・・・・・・・・・・・・・・・・・・ 72

ナトリウムとカリウム・・・・・・・・・・・・・・・・・・・・・・・・・・・・・ 73

亜鉛・・・・・・・・・・・・・・・・・・・・・・・・・・・・・・・・・・・・・ 74

その他の栄養学・・・・・・・・・・・・・・・・・・・・・・・・・・・・・ 77

血液型ダイエット・・・・・・・・・・・・・・・・・・・・・・・・・・・・・・・ 77

血液型の発見・・・・・・・・・・・・・・・・・・・・・・・・・・・・・・・・・ 80

レクチンについて ・・・・・・・・・・・・・・・・・・・・・ 81
　　■ピーター・ダダモ博士・・・・・・・・・・・・ 81
O型・・・・・・・・・・・・・・・・・・・・・・・・・・・・・ 82
　　■O型の人に合わないとされる主な食材・・・・・・ 83
A型・・・・・・・・・・・・・・・・・・・・・・・・・・・・・ 83
　　■A型の人が避けたほうがよい食品リスト・・・・・ 84
B型・・・・・・・・・・・・・・・・・・・・・・・・・・・・・ 85
　　■B型の人が避けた方がいい食品・・・・・・・・ 85
ＡＢ型・・・・・・・・・・・・・・・・・・・・・・・・・・・ 86
　　■ＡＢ型の人が避けた方がよい食品リスト・・・・・ 86
再び痛風・・・・・・・・・・・・・・・・・・・・・・・・・ 87
イチョウの葉エキス ・・・・・・・・・・・・・・・・・・・ 89
　　■イチョウの葉エキス"の効用 ・・・・・・・・・ 90
骨粗鬆症・・・・・・・・・・・・・・・・・・・・・・・・・ 91
リウマチ・・・・・・・・・・・・・・・・・・・・・・・・・ 93
脂肪再考・・・・・・・・・・・・・・・・・・・・・・・・・ 95
花粉症 ・・・・・・・・・・・・・・・・・・・・・・・・・・ 97
不眠症 ・・・・・・・・・・・・・・・・・・・・・・・・・・ 98
高コレステロール（高脂血症）・・・・・・・・・・・・・・ 100
少し怖い話し（１）・・・・・・・・・・・・・・・・・・・・ 101
少し怖い話し（２）・・・・・・・・・・・・・・・・・・・・ 103
やっと出会えました『養生訓』・・・・・・・・・・・・・・ 104
養生訓（２）・・・・・・・・・・・・・・・・・・・・・・・ 105

おわりに ・・・・・・・・・・・・・・・・・・・・・・・・・・ 107

栄養学の基礎

なぜ栄養学？

　これから今まで十数年以上かけて学んできた「栄養学」、またはその他の情報を顧みて、自分が学んできた栄養学や日常生活に対する考えを皆さんとご一緒に考えて行きたいと思います。そもそも「栄養学」などを学ぼうと決心したのは、治療家として多くの人達（患者さん）と接する内に、ある疑問が浮かび上がってきたからです。同じように治療（カイロプラクティック）を施しているのに、直ぐに反応して回復してくれる患者さんもいらっしゃるのに、中々反応を示さない患者さんに出会うことがあるのです。

　もちろん技量（知識）の未熟さが大きな原因の一つであることは間違いありません。しかし、当時は１０年近く臨床を重ね、それなりにカイロプラクティックの知識も増え、自惚れではありますが、技術もそれなりに上達したと考えていました。自分なりに納得の行く治療を施したつもりでも、直ぐに元の症状が再発してしまう人達や、治療に反応しない人達がいるのです。

　どうしてだろう？　とその頃から悩み始めました。アメリカで修行を積んでいる時はアプライドキネシオロジー（以後ＡＫに省略）と呼ばれるテクニックを学んでいました。ＡＫはカイロプラクティックの中ではマニアックなテクニックで、筋力検査を始め、多くの検査方法を用いながら、神経反射、血管反射、第一次呼吸システム、経絡（鍼灸）、そして栄養学を取り入れながら行うテクニックです。

　しかし当時のＡＫの栄養学は、例えば肝臓に反応を示す患者さんにはビタミンＡやビタミンＦ（必須脂肪酸：後で詳しく説明します）を試して、反応したら摂取させるという方法で、どうしてビタミンＡやＦなのかの説明はありませんでした。

　しかもアメリカで処方していたビタミン剤やミネラルは、それぞれの臓器や症状に併せて各種のビタミンやミネラルをミックスしたものを用いていました。

　しかし日本では医者の資格がないと、そのサプリメントは処方できないことを知り、帰国からは栄養学に対する興味が次第に薄れてしまい、検査でビタミンやミネラルが必要だと判明しても「帰りに薬屋さんがありますから、○○を購入して飲んで下さい」と指導するようになっていました。

　しかしある時に、ひょっとしたら栄養バランスや、生活の乱れが原因で、多くの人達の症状が緩和しないのでは？　と真剣に考えるようになりました。

　そこで患者さんに食生活や日常の過ごし方を色々と尋ねてみるように心掛けました。すると多くの人は食生活が乱れ、食事の回数や時間帯の乱れ、睡眠時間の問題、職場での姿勢の問題、自宅での寝具や家具の問題、運動不足など、多くの問題を抱えていることが判明したのです。

　当時の自分も体調が万全であるとは言えませんでした。寝不足、運動不足、食事のバランスも良かったとは言えません。結果として、突然襲われる腹痛や下痢、原因不明の膝や足首の腫脹、倦怠感、疲労感などに悩まされていました。

　そこで基本的なカイロプラクティック学から離れて、栄養学を始めとする多くの学問を学ぶことで、外側からカイロプラクティックを見つめ直してみようと決心したのです。

　まず最初に理解できたのは、自分達が生活する世界が、たった１００年前と比べると、何もかも満ち溢れた生活に変貌し、食生活も飢餓の時代から、飽食の時代になっていることでした。

　電気、ガス、原子力、ガソリンなどが私達の生活を一新させました。

車、電車、飛行機の発達で、私達は歩かなくても、座ったまま移動することが可能になりました。

またコンピューターの発達で、立ったり歩いたりしなくても情報交換もでき、仕事も出来るようになりました。

食品も季節に関係なく、どんなものでも一年中手軽に手に入るようになり、食事を作らなくても、外食すれば何も不自由しない生活が送れます。

携帯電話や、携帯コンピューターの普及のお陰で、どこでも仕事が出来るようになり、外に出かけず、自宅で仕事をするような人達も増えているようです。

しかし、わたし達は現在の楽な環境に慣れて生活しているようになりましたが、実は知らない内に多くの危険に晒されていることに気付いていなかったのです。

電磁波、放射線、添加物、農薬、環境ホルモンなどに晒され、増して運動不足や食生活の問題で発生する三大疾患"ガン、心疾患、脳疾患（今では第3位は肺炎になりました：平成29年)"に悩まされるようになり、決して全く健康な状態であるとは言えないと思います。

高血圧、高脂血症、糖尿病になり、一生、薬を摂り続けなければならない人達も後を絶ちません。

私達が改良して作り上げてきた世の中は、本当に豊かな環境といえるのでしょうか？

今一度、自分達の周りを正しい目で見つめ直し、本当の意味での環境作りをしなければならない時代に突入していると思います。

カイロプラクティックの世界から外に出てみると、それまで気付かなかった多くの事実（現実）を知ることができました。

そこで本当の意味での治療を再考してみました。

これから皆さんと本来わたし達の体が備え持つ、本当の意味での健康を再検討して行きたいと考えています。

己の無知を知る

ちまたには数え切れないほどのサプリメントや健康食品が溢れています。

お昼のテレビを観ていると、次から次へと健康食品が紹介され、「これさえ摂れば、若さを取り戻せます！」、「これさえ飲めば、長年の痛みから解放されます！」などと過剰放送ではないかと思ってしまうほどです。

自分も栄養学の勉強をしていなかったら、真っ先に購入していた一人だったと確信できるので、今考えると背筋がゾッとします。

実際、当オフィスでは以前、本来のタンパク質の意味を詳しく知らずに、コラーゲン複合体を販売していた頃もありました。

恥ずかしい限りです。

数年前から改題した自分のテーマは「己の無知を知る」ですが、まさしく知らないことは恥ずかしいことですし、自分の無知を棚に上げ、患者さんまで巻き込んでいたのですから、今になっては、穴を掘って隠れたい気持になります。

では健康を取り戻すために、治療家の自分達は何から始めるべきなのでしょうか？　これには自分も悩みました。

もちろん特定なビタミンやミネラルが不足している人もいますし、食事の偏りで、タンパク質、炭水化物、脂質のバランスが崩れている人も数多く見られます。

しかし、それ以前に何か基本となるもの、または何か土台作りが必要なのではと考えながら、多くの栄養に関する本を読み漁りました。

また多くの食事を基本にした健康法に関する本も読んでみました。

マクロビオティック、ゲルソン療法、ナチュラルハイジーン、エドガーケーシー、シュタイナー、そして"粗食のすすめ"や、貝原益軒の本や関連本まで読んでみました。

どれもそれぞれに理にかなった内容でした。

どれも長年続けていれば、素晴らしい結果が得られる方法だと、充分に納得の行く内容でしたし、多くのことを学ぶこともできました。

しかし臨床家としての自分としては、「何かもっと

●栄養学の基礎

基本となる土台があるのでは」と考え続けました。

そこで浮かび上がったのが、これからご紹介する"解毒（デトックス）"です。

まずは体内に蓄積されている毒素を、体外に排泄してしまうことが重要であろうと気付いたのです。

勉強を続けて行く内に、体内に侵入した毒素を解毒する働きの３／４は肝臓で、残りの１／４は腸で行われていることが分かりました。つまり、まずは肝機能と大腸の機能を改善することが、健康への第一歩であるわけです。

では肝臓で解毒を促進するために必要となる栄養素は何か、または腸に必要なものは、と常に意識しながら勉強を続けました。

ＡＫでは、肝臓に対してはビタミンＡとＦを提唱しています（腸に関しては後でご紹介します）。

ビタミンＡは脂溶性で、大量の摂取は反対に肝臓にダメージを与えると報告されていますし、大量のビタミンＡはガンになる率を高める研究も報告されています。

もちろんビタミンＡの前駆体であるβカロチンやαカロチンを摂取する方法もありますが、１０年以上の疫学調査では、摂取しない人とのガンの発生率を比べると、反対に高いという報告も出ています。

またビタミンＦは必須脂肪酸のことですが、これも大量に摂取するのは危険です。

では何が良いのだろう？　と悩みました。

資料を集めて行くうちに肝臓内の抗酸化物質としてグルタチオンと呼ばれるタンパク質が非常に大きな役割を果たしていることが分かりました。しかしグルタチオンはグルタミン酸、システイン、グリシンの３つのアミノ酸が繋がったペプチドで、コラーゲンと同様に、小腸からはグルタチオンとしてではなく、それぞれのアミノ酸にまで分解されてから吸収されるので、体内でグルタチオンとして再形成するかは期待薄なのです（コラーゲンも同じ）。

血液が体内を循環する前に、細菌や毒素の９９％は、肝臓に含まれるクッパー細胞（マクロファージ由来）が解毒します（なんと０.０１秒の速さです）。

この過程で大量の炎症性の活性酸素が発生するのですが、そこでグルタチオンが強力な抗酸化物質として働き、活性酸素を除去するのです。

そこで更に情報を集めてみると、そのグルタチオンの濃度を50％も高め、肝臓ではビタミンＥよりも活発に、抗酸化作用を発揮するキク科の草花があることが分かりました。

日本ではオオアザミ、アメリカではミルクシスルと呼ばれ、英国ではマリアアザミと呼ばれています。（当院では、聞こえが優しいマリアアザミを採用しています。）

マリアアザミは肝臓を保護するだけでなく、機能も再生する貴重なハーブで、Ｂ型肝炎、Ｃ型肝炎にも高い効果が認められており、肝硬変、肝ガンに対する効果を認めた報告も発表されています。これはマリアアザミに含まれるシリマリンという成分が、致死的毒素から肝臓を守り、毒素の攻撃を受けやすい肝臓のレセプターに結びつき、肝臓を守るといわれています。

また、マリアアザミは炎症を押さえる効果にも優れ、ヘルペス（帯状胞疹）にも効果を示すと報告されています。しかも副作用は一切ありません。

「これだ！」と直感しました。直ちにサンプルを取り寄せ、自分で体験することにしました。

もともと肝臓は「沈黙の臓器」と呼ばれています。ですから症状が現われた時は手後れの場合が多いと言われています。事実、強力な免疫力を持つクッパー細胞やグルタチオンが存在するのにもかかわらず、肝ガンが発生するのですから、かなり我慢強い（鈍感？）臓器と言えます（今では多くの肝ガンは、Ｃ型肝炎から発症することも分かってきています）。

しかし肝腎要（かんじんかなめ）の"肝臓"ですから、知らない振りをして見捨てることはできません。

今までにマリアアザミの摂取で幾つもの朗報が届いています。Ｂ型肝炎やＣ型肝炎による発熱、疲労感、黄疸に対する効果は目をみはるものがあります。

肝臓に対するマリアアザミによる"解毒"は、間違いなく大当たりでした。

徒手による筋力検査

解毒の検査を始める前に、まず最初に筋力検査をご紹介したいと思います。

簡単にできそうな筋力検査ですが、実は色々な注意事項があります。

AKは、筋力検査を基本に数多くの検査を進めて行きます。

全部で７０種類近くの筋力検査がありますが、栄養療法では、それを全て覚える必要はありません。

下肢で２種類程度を覚えておけば、栄養療法で行う多くの検査が可能になります。

AKが用いる筋力検査は、ケンデル＆ケンデルの『**筋力テスト**』（社会福祉法人 日本肢体不自由児協会）が基本になっています。ここでは大腿直筋（大腿四頭筋の一つ）と大腰筋の筋力検査をご紹介します。その他に必要な筋力検査は別の機会にご紹介しようと思います。

まずは大腿直筋の解剖学的な部分から説明します（図１）。

起始：前下腸骨棘（ＡＩＩＳ）
停止：膝蓋骨の上端に停止して、腱は続いて膝蓋骨を介して脛骨粗面に付着
神経：大腿神経（Ｌ２〜４）
作用：骨盤上で大腿骨を屈曲、大腿骨上で下腿を伸展

筋力検査で大切になるのは、まずその筋がどこから起始して、どこを走行して停止し、どのような動きを司るかを正しく理解することです。それを常に覚えていれば、検査を間違えることはありません。

大腿直筋の検査は、患者さんに仰向けに寝てもらい、股関節を９０度近く屈曲して、下腿が床と水平になるように膝を曲げてもらいます。

股関節を９０度以上に屈曲すると、他の筋が関与し易いので、７〜８０度程度にします。

術者は片手を大腿前部に、反対手を足首近くの前部にコンタクトして、下肢が自然体（最初に仰向けで寝た体勢）に戻る方向に両手で圧を加えます（図２）。

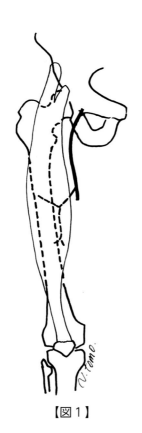

【図１】

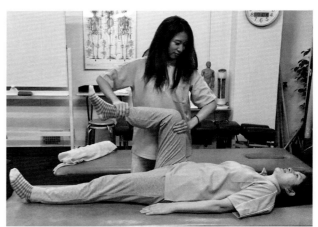

【図２】

それでは筋力検査での注意点を説明します。

1. 患者さんは仰向けで、なるべく楽な自然体で寝てもらいます。

    両手は身体の脇に置き、手が体に接触しないようにします。

    枕を高くすると、脊柱が屈曲した体勢になりますから、なるべく自然体に近い位置になるように調整して下さい（人により高さが異なります）。

    仰向けやうつ伏せで行う検査は、重力や体重による負荷を最小限に抑えるためです。

2. 患者さんは目を開いて正面を向き、普通に呼吸を続けてもらいます。

眩しい場合は、照明を調整してください。

目を閉じると、異なる情報を検出する可能性がありますので、必ず目を開いて正面を見た状態で検査をします。

また検査中に息を止めないように指示して下さい。

3. 患者さんに、この検査は力比べではなく、反射検査であることを事前に説明して下さい。

これは脊髄神経の反射検査（脊髄伸張反射）ですので、力を入れる前に掛け声をかけたり、一、二、の三などと声をかけないように注意します。

声をかけると、耳からの情報が脳に伝わるので、正しい検査結果が得られなくなります。

4. 術者が加える力は、車のアクセルを踏むように徐々に力を増やします。

1〜2秒程度を目安に加速して下さい。最初から急に強い圧を加えないように注意します。

5. 術者は関節に直接コンタクトしないようにします。

またコンタクト手で強く握ってもいけません。

強いコンタクトや、関節へのコンタクトは、検査に不必要な刺激が脳に伝わり、正しい情報が得られません。

6. 術者が用いる力（圧）は主に自分の体重を使い、手や腕の力をなるべく使わないようにします。

体重を利用することで、コンタクトしている手は感じ取ることに集中できます。

7. 検査中は患者さんの全体の動きや表情を見て、何か変化していないかを観察します。

無理に抵抗しようと体を捻ったり、上半身や他の筋で補正しようとする場合があります。

また顔を歪めたり、顔を真っ赤にして抵抗しようとする人もいます。

その場合はすでに弱化していることを意味しますから、無理に抵抗する必要がないように指示して下さい。

下肢の多くの筋は体重を支える筋なので、正常であれば患者さんの全体重の力（圧）を加えても、十分に抵抗できるはずです。

8. 再確認や、体の反射点に触れた状態で再検査をする場合は、必ず一度検査側の下肢を自然体に戻した状態にして、再び股関節と膝関節を曲げて検査を繰り返します。

一度検査を行うと、その刺激がどうしても脳に伝わりますので、自然体に戻さずに再検査を続けると、正しい情報が得られなくなる場合があります。

面倒ですが、必ず一回毎に自然体に戻してから再検査をして下さい。

ＡＫでは大腿直筋（大腿四頭筋）は小腸と関連があると考えています。つまり食べ物の消化と大きな関連を持つ筋ですので、解毒作用とも深く関係します。

また大腿直筋は股関節を屈曲させ、膝関節を伸展させますから、体の屈曲／伸展の動きとの関係も同時に検査することが可能になります。

筋力検査は色々な情報を得ることができる非常に便利な検査方法です。

ですが、ちょっとしたミスや思い込みが入ると、正確な情報を得ることができなくなります。

何人もの人と練習をして、確実に違いが把握できるまで、何回も繰り返し練習してみて下さい。

肝臓への検査

筋力検査はやり方次第で強くすることも、弱くもすることができます。

基本を忠実に守りながら、しっかりと正しい検査方法を習得して下さい（Ｏリング検査法も同じです）。

次は大腰筋です。

起始：第１２胸椎〜第５腰椎の横突起前面、椎体側面、椎間板

停止：大腿骨小転子

作用：股関節の屈曲、外旋、外転

神経：腰神経叢、第１、２、３、４腰神経（図４）

患者を仰向けで寝かせ、検査側の下肢を屈曲、外旋、外転させます（図３）。検者は下腿前内側にコンタクトし、反対手は検査の反対側の寛骨前面にコンタクトをして、検査時に骨盤を捻って補正しないように支えます。圧は股関節を伸展、外転する方向に加えます。

栄養学の基礎

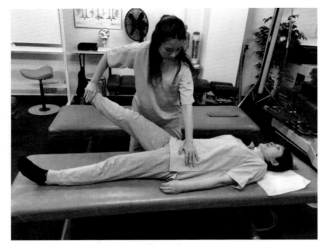

【図3】

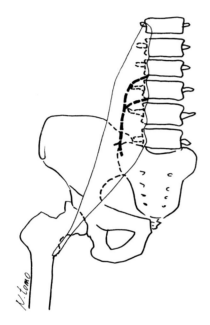

【図4】

セラピーローカリゼーション（TL）

次の検査方法は、セラピーローカリゼーション（以後TLに省略）と呼ばれています。

TLはAKの開発者であるDr.ジョージグットハートが見付け出した素晴らしい検査方法で、この検査方法でAKは大きく躍進しました。

これは特定な反射点部位に患者自身に接触（TL）させることで、正常または弱化していた筋が弱化、または弱化していた筋が正常に反応するという発見です。正常な筋力を示していた筋が弱化する場合だけでなく、弱化を示していた筋が正常に回復しても構いま

せん。

変化を示すことが重要なポイントになります。

最初は、なるべく正常な筋力を示すインディケーター筋（指標筋）から始めることをお勧めします。なぜなら、筋肉が最初から弱化を示す場合は、数多くの他の原因をクリアーにする必要があるからです。

例えば筋そのものの問題など、様々な問題を考慮する必要があります。もし最初から弱化を示す場合は、反対側の正常な大腿直筋や大腰筋を試して下さい。

Dr.グットハートは身体の特定の部位を指の指腹部（主に2〜3本）で接触すると、正常を示していた筋力（インディケーター筋）が弱化することを見い出しました。

強く接触する必要はありません。軽く接触するだけで反応します。

もちろんハンドクリームなどを手につけている人は、最初に洗浄してから検査を行います。

肌に直接に接触する方法が最も適していますが、特別な化学線維でなければ、服の上から接触しても正確に反応します。

肝臓の1つのポイントは胸部に近いため、服の上からのTLがよいでしょう。

では肝臓の検査ポイントをご紹介します。基本的な検査部位は2カ所あります。

第一の肝臓のTLポイントは、右側の第5肋間の肋軟骨部（図5）に、患者さんの左右どちらかの手の指

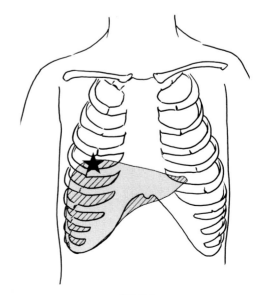

【図5】

●栄養学の基礎

腹部でコンタクトさせた状態で、インディケーター筋（大腿直筋）、または大腰筋を再検査します。

この部位はＡＫで用いる神経リンパ反射点の１つです。神経リンパ反射点は、１９３０年代にオステオパスであるフランク チャップマンＤＯが開発したチャップマン反射点と呼ばれ、それぞれの臓器や腺、その他の状態と反応する反射ポイントです。

この反射点を利用した方法を、Ｄｒ.グットハートがＡＫに取り入れたものです。

第５肋間の探し方は、肋骨前部の下端部が第10肋骨ですから、その上部の肋間が第９肋間です。胸骨から外側に７〜８ｃｍを目安に数えながら探します。

患者さんが女性の場合は、患者さんの指を借りて、その指の上から接触して数えます。

決して乳頭に接触しないように注意して下さい。また強い圧を加えてはいけません。

肋間は敏感な部位ですから、軽く接触するだけで、決して強い圧を加えないように注意します。

探し当てたら、その部位に患者さんの指２〜３本の指腹部でコンタクトさせた状態で、正常な筋力を示した大腿直筋や大腰筋を再検査します。

もし正常な筋が弱化する場合は、肝機能が低下している可能性を疑います。

前述したように、筋力検査した後は、毎回、必ず元の自然体に戻してから再検査を行います。面倒ですが、些細なことが検査結果に影響します。

脈診検査（肝臓反射点）

次に確認の為に、もう１つの反射点をＴＬして検査します。

左手の茎状突起前面の上に右手の示指または中指の指腹部でＴＬした状態で、筋力検査を行います。

この部位は神経リンパ反射点ではなく、鍼灸で用いる脈診に使われる肝臓と胆嚢の反射点（図６）です。

鍼灸では検者が橈骨動脈に触って検査を行いますが、ＡＫでは患者さん自身に触らせて、筋力検査を行います。

胆嚢との鑑別検査も必要ですが、神経リンパ反射点で反応を示し、脈診でも反応を示せば、おそらく肝臓との繋がりが深いと考えられます。

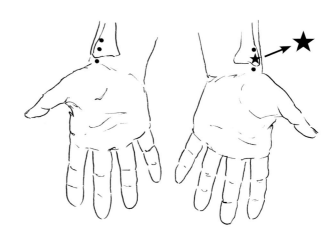

【図６】

最後の検査は、患者さんの左手にマリアアザミを持たせた状態で、同じ脈診部位を右手でＴＬしながら、弱化を示した筋力が回復するかを調べます。この時に、患者さんに何を持たせたかを伝えてはいけません。患者さんの脳が先に反応してしまうからです。

ＡＫでは口の中に入れて検査を行いますが、手にも浸透性があることが１９８０年代に証明されているので、自分は手に持たせて検査をする方法をとっています。

つまりＡＫの正確な検査方法とは少し異なり、自己流になりますが、同じ反応を示すので、この方法を用いています。

ただ口の中に入れる時よりも、脳が体に必要なものかを判断するまでに時間が要りますので、手に持たせてから１０〜２０秒待ってから再検査を行って下さい（反応が遅い人は３０秒ほど待つ必要があります）。

もし弱化していた筋力が回復するようであれば、マリアアザミが肝臓の解毒剤として有用であることを示しています。

先程の神経リンパ反射点にＴＬした状態で、反対の手に持たせて検査することも可能です。

多くの人が肝臓に反応を示し、またその殆どの人がマリアアザミの有用性を示すことに驚くと思います。

そうです、肝臓は「沈黙の臓器」なのです。

そして多くの人に、肝機能の低下があることを実感して下さい。

チアシードとの出会い

次に腸について説明します。

腸の解毒作用は、肝臓よりも１／４だから余り関係ないと思われるかも知れませんが、腸は私たちの体の中で、最も大切な部分の一つだと考えられています。

生物が大昔（約３８億年前）に地球上に誕生して、まず植物が生まれ、その後に動物が発生したと考えられています。

動物はさらに進化を続け、現在のホヤのような状態になります。つまり口と腸と肛門だけの生き物です。

これだけでも、腸は私たちに形成された臓器の中で最も古い歴史を持つ重要な器官であると想像できます。

さらに動物は進化を続け、脊柱が形成され、続いて中脳が発達したと考えられています。

そして自律神経が形成され、「闘争と逃走」という意識が発達しますが、私はそれ以前からも何らかの意識を備えていたと考えています。

つまり腸だけの生物にも意識が存在していたと信じています。そうすると、腸自体に意識があったと考えることができます。

意識は臓器で作られ、その情報が脳に送られ（求心性）、その情報を受け入れるか、正しく判断するのが海馬や扁桃体で行なわれ、そしてその情報に対応（遠心性）したり、記憶を蓄えたり、最終判断する場所が大脳皮質ではないだろうかと勝手に考えています。

まだまだ受け入れられていない考えですが、同じ考えを抱く科学者もいます。

腸は小腸と大腸に分かれ、大まかな作用は、小腸では食べ物の吸収と消化、大腸では水分の吸収と、特定のビタミンや電解質の産生を行います。ここでは特に大腸の働きを改善させることで解毒を促進させることを目的とします。

体内には６００個以上のリンパ節が含まれますが、その半数近くは腸に含まれています。これだけでも腸が解毒や免疫に関わる重要性が分かります。

検査方法をご紹介する前に、腸の解毒作用を回復させるために用いるチアシードの凄さをご紹介します。

チアシードとの出会いは、全くの偶然からでした。

以前は当オフィスでは腸の解毒にはアマニ・ローストを使っていました。

今では日本でも大分知られるようになったアマニ（亜麻仁）ですが、アメリカでは２５年ほど前から注目を集め、今でもサプリメントとして、または食材（アマニ油）として大人気です。

生の油の状態だと酸化が早く、食物線維が含まれず、また持ち歩くことも困難です。そこで当オフィスでは、ロースト状に加工されたアマニ・ローストを使っていました。

しかし数年前に厚生労働省が、輸入する度に遺伝子組み換えをしていないか業者に検査をするように指示を出したのです。

すると、業者は需要が少なかったアマニ・ローストの輸入を中止してしまったのです。

アマニに含まれる多くのオメガ３も魅力でしたが、アマニ・ローストに含まれる多くの食物線維が腸の解毒に必要でしたから、途方に暮れる結果となりました。

しかし半分諦めかけていた時に、業者の人がチアシードを探し当ててくれたのです。

まさしく"棚から牡丹餅"でした。

チアシードは古代アステカの時代から食されていて、アメリカの先住民であったネイティブ アメリカンもチアシードを一晩水に浸して、ゼリー状になったものを飲んでいたと伝えられています。

主にエネルギー増進と持久力のアップ、気管支炎などの炎症、感染、外傷、胃の不調、前立腺の問題、便秘、肥満に用いられていたようです。

調べてみると、なんとチアシードにはアマニよりも多いオメガ３が含まれ、オメガ６とのバランスも優れ、必須アミノ酸や大量のカルシウムも含まれ、何といっても自分達が求めている食物線維も豊富に含まれていることが判明したのです。

しかも水溶性と難容性の両方の食物線維が大量に含まれていたのです。

しかも抗酸化物質であるクロロゲン酸とカフェー酸も含まれ、他の不飽和脂肪酸よりも酸化を防ぐことができるのです。

アメリカに住んでいる頃に、あるジョークを教えて

●栄養学の基礎

もらったことがあります。

それは、ある人がメキシコに旅行していた際に、ある村では村人が常に走って移動していたそうです。車に乗っていた旅行者が町に向う時に、走っている村人を見付け近寄って、「町まで乗せて行こうか？」と声をかけると、村人は「いいよ、俺たち急いでいるから」と言って走り去ったそうです。

この話しを聞いてから、きっと何かがあるに違いないと、その正体となる食べ物に出会うことを数十年も待っていたのです。

それが何と、チアシードだったのです！

これを"棚から牡丹餅"と呼ばずに何と言うのでしょうか、運命の出会いでした。

当初は日本ではチアシードはダイエット食品として紹介されていたらしいのですが、とんでもありません。チアシードはアマニより素晴らしい成分を大量に含んだ、魔法の栄養素です。

興奮して話しが長くなってしまいましたが、私たちが腸の解毒に必要としているのは、良質な食物線維です。

確かにチアシードに含まれる食物線維は水分と混ざると７〜１０倍にも膨れ上がりますから、膨満感が早まるのでダイエット効果もありますが、それよりも腸に含まれる善玉菌の栄養素となる水溶性の食物線維に優れていますので、善玉菌が多くのビタミンＢ群やビタミンＫを腸内で作ってくれます。

また腸を掃除したり、悪玉菌を追い出してくれる難容性の食物線維も含まれています。

しかもオメガ３（α−リノレン酸）が豊富ですから、体内で産生することのできない必須脂肪酸を摂取することができるので、わざわざ高価な魚油（ＤＨＡ、ＥＰＡ）サプリメントを摂る必要もなくなります。

大腸について

大腸は盲腸と４つの結腸（上行、横行、下行、Ｓ状）、そして直腸に分類されます。

働きとしては、小腸から送られてきた粥汁（びじゅう）に含まれる水分の吸収と、幾つかの電解質（ミネラル）やビタミンの産生、そして便の排泄を担います。

水分の吸収は主に上行結腸と横行結腸の最初の半分

で行われると考えられています。

二本足歩行になった人間は、重力の力を借りて、水分を吸収し易くしたと考えていますが、まだまだ不明な部分もあります。

体は１日に２リットル以上の水分を必要としますので、大腸の水分吸収は、非常に大切な役目と言えます。

しかし飲み込んだ水分は１分以内に脳や、精巣や卵巣に到達するという研究が発表されていますから、まだまだ体のことは分からないことで一杯です。水分の重要性については、また後でじっくりと論じたいと思います。

もう一つ大切なは働きは、大腸に含まれるバクテリアの環境作りです。

大腸に含まれるバクテリアは、善玉菌と悪玉菌、そして日和見菌に分類されます。もちろん私たちに必要なのは、善玉菌が優位な状態であることは疑う予知はありません。

腸の善玉菌は私たちの体に必要なビタミンＫや多くのビタミンＢ群を生成してくれます。

私たちはバクテリアとうまく付き合いながら、共存しなくてはなりません。バクテリアは体中の多くの部位に存在し、全部集めると肝臓の大きさに匹敵すると言われています。

実際に私たちが毎日排泄している便の２／３はバクテリアの死骸です。なるべく悪玉菌を抑制して、私たちの体を守ってくれる善玉菌を増やしたいものです。もちろん悪玉菌と呼ばれているバクテリアも、多少はわたし達の体に必要な働きをしてくれています。

ちまたでは善玉菌の一つであるビフィズス菌を摂取するために、多くの人が毎朝ヨーグルトを一生懸命に摂取していると聞きますが、少々誤解があるようなので、少し説明を加えます。

乳製品が一般に広がり始めたのは明治時代だと思われます。では日本人はそれ以前は、どのようにして大腸のバクテリア叢のバランス（陽内フローラ）を整えていたのでしょうか？

実は日本人は発酵食品から充分な善玉菌を得ていたのです。

そう、自然な発酵で作られる"味噌"、"醤油"、"納豆"、"漬け物"なのです。昔ながらの日本食です。

ご飯と味噌汁とお漬け物、たまに納豆を食べていれ

栄養学の基礎

ば、わざわざヨーグルトを食べる必要はありません。

また日本人の7～8割の人には乳製品は合わないと言われています。多くの日本人は、母親から離乳すると、乳製品を吸収するために必要なラクターゼという消化酵素が出なくなってしまいます。つまり乳製品は小腸から吸収できずに大腸に送られ、そこで発酵したり、腐ったりしてしまうのです。

また乳製品には飽和脂肪酸が多い動物性脂肪分が含まれ、冷蔵庫で保存するのがほとんどですから、冬場は体を冷やす原因ともなります。ですから朝からヨーグルトを摂る習慣には余り賛成できません。

どうしてもしっかりと朝食を摂る必要がある人は、胚芽米や玄米のご飯、野菜の具が沢山入った味噌汁、お漬け物や納豆を召し上がり下さい。

次に大腸で大切になるのは、最近注目されるようになった食物線維です。食物線維は炭水化物の仲間ですが、私たちの体には食物線維を吸収する消化酵素が存在しません。ですから全ての食物線維は小腸で消化／吸収されることなく、大腸に送られます。

また食物線維は水溶性と難溶性に分類されます。水溶性の食物線維は、腸に含まれる善玉菌の栄養分となります。

一方の難容性の食物線維は、胆嚢から分泌された胆汁の中の不要になったコレステロールをキャッチし、大腸に宿る悪玉菌と一緒になって体外に排泄してくれます。

最近では食物線維を炭水化物とは分けて、体の重要不可欠な栄養素の一つとする考えが増えています。

ちなみにご紹介したチアシードには、水溶性の食物線維と難溶性の食物線維の両方が豊富に含まれています。

自分は"野菜1日分ジュース"を飲んでいるから大丈夫！という人がいますが、残念ながら野菜ジュースは食物線維が取り除かれています。また白米や胚芽米も食物線維が精製されて殆ど排除されています。昔の日本食に戻す、近くの土地で採れた新鮮なものを食べる、これが大切なことです。

では大腸の反射ポイントですが、左側の前上腸骨棘（ASIS）とお臍を結んだ線のほぼ真ん中がS状結腸と直腸の移行部位にあたり、多くの神経が集まっています。この部位を排便反射点と呼びます。特に自律神経が多く含まれています。この部位を利用します。

まず正常なインディケーター筋（大腿直筋や大腰筋）を定めてから、この排便反射点に2～3本の指腹部でTL（セラピーローカリゼーション）させ、正常に示していた筋が弱化するかを調べます。多くの人が弱化すると思います。

弱化を示したら、チアシードをひと掴み反対の手の平に乗せて、10秒～20秒待ってから再検査をして下さい。弱化を示していた筋力が回復する筈です。

変化に気づかない人は、何回か繰り替えして検査すると違いを納得します。時には中々変化を認めない人や、違いが分からない人もいます。

そのような場合は、行っている検査の目的を詳しく話してから、もう一度ゆっくりと検査を行い、どれだけ変化しているか納得するまで繰り返す必要もありますが、殆どの人は違いに気づきます。

ちなみに、この反射ポイントはAKでは用いませんので、この排便反射ポイントを用いた検査は、AKではありません。

リーディング・オイル

これまで栄養学の基本となる、肝臓と腸の解毒についての重要性を説明させて頂きました。次は不思議なリーディングオイルについてご紹介します。

栄養学を学んでいた時（今でも継続して学んでいますが）、ある友人の先生から「エドガーケーシーという人を知っていますか？」と聞かれました。「あの20世紀最大の予言者のこと？」と答えると、「そう、彼は生涯で非常に多くの予言をしたことで有名ですけど、本来は多くの病める人を治す方法を教えていたのです」と教えてくれました。その中にはカイロプラクティックの治療も多く含まれていたのだそうです。何となく興味を抱きました。

彼は自分自身を深い眠りの中に誘導して、そこで彼以外の誰かが出現して指示を伝えたそうで、その指示はリーディングと呼ばれているそうです。

後で色々な人に聞いてみると、アトランティス大陸に住んでいた人からの指示だとか、ケーシーはアーユルベーダの治療法を説いているという人もいました。

●栄養学の基礎

また友人は「ケーシーは栄養面についても数多くの指示を出しているんですよ」とも教えてくれました。栄養面と聞いたら、黙っている訳には行きません。

それではと思い、エドガーケーシーの本を読み始めました。何冊か読んでみると、少しずつ彼の治療法が分かり始めました。カイロプラクターには、どの椎骨を矯正してもらいなさいと指示を出してしています。そして栄養面でも多くの指示を出しています。

「ウーン、どうしてだろう？」と理解できない部分もありましたが、現在の栄養学を始め、科学ではまだ証明できない部分も多々ありますので、柔軟に受けとめる気持を崩さないように心掛けました。

その中でも一番面白そうだなと思ったのが、"ヒマシ油"でした。実はエドガーケーシーに出会う前に、マックス ゲルソンの"ゲルソン療法"に関する本を読んで情報を集めていた所、彼も"ヒマシ油"を用いていたのです。共通するのは"ヒマシ油"をぬるま湯に混ぜた浣腸でした。ゲルソンの目的は腸の解毒です。その時点で自分は、すでに腸の解毒には"アマニ（後にチアシードに変更）"と考えていたので、患者さんに浣腸を勧める気持になれませんでした。いまだに自分もまだ浣腸をする勇気が沸いておりません。

ゲルソン療法はマックスゲルソンが亡くなった後も継続されているそうです。世界中の難病を抱えた人達がメキシコにある彼の治療所に訪れ、彼の意志を受け継いだ人達が治療に当たっているようです。彼の治療方法は、塩分の摂取を完全にカットし、"ヒマシ油"やコーヒー（有機栽培）浣腸、水分は緑色野菜ジュースで補給（一日に大量の摂取）、もちろん肉類は完全にカット等々、非常に厳格な治療方法です。

参考にはなりましたが、自分が考えている栄養療法は、そこまでの難病を抱えている人達を対象としていないこと、また腰痛や肩凝りなどに悩む人が、そこまでの厳格な治療を素直に受け入れて実行するまでの必要性は少ないと感じました。

塩分のカットも日本人には無理だと思いました。塩分のナトリウムや塩素の摂取について調べてみましたが、結論としては自然に摂取される、ミネラルが豊富な塩分であれば、体に害は与えないと考えています（人は1日に1グラムのナトリウム摂取で充分に生活できるというデータもありますが・・・）。もちろん

工場で化学的に合成して作られた塩分を用いることには反対しています。

次に緑色野菜ジュースは、おそらく緑色野菜に豊富に含まれるカリウム40を考えているのだと思います。カリウム40は放射性物質ですが、ガン細胞に対抗する物質として認められています。

また肉類を完全にカットするという方法も、今の時点では賛成し切れません。もちろん毎食の肉食はお勧めできませんが、週に数回の肉食は構わないと考えています（特に50歳以上の人）。肉食については、脂肪やタンパク質を説明する時に、詳しく論じたいと考えています。

"ヒマシ油"に戻ります。色々調べたのですが、"ヒマシ油"には必須脂肪酸が含まれているということしか分かりませんでした。しかし論より証拠、ネットで調べて"ヒマシ油"を購入しました。腸の粘膜から吸収されて効を成すのであれば、皮膚に塗っても何等かの効果があるに違いないと考えたからです。

実はケーシーは皮膚にはピーナッツ オイルも勧めています。しかし調べてみると、どう考えてもピーナッツ オイルの成分に効用があるとは思えませんでした。

皮膚からの浸透性はないと考えていらっしゃる方も多いかと思います。確かに皮膚は水は浸透しません。ここで試して欲しい実験があります。

ニンニクを一房剥いて、足の裏にテープで貼付けてみて下さい。そして15～20分後に誰かに口臭を匂ってもらうと、ニンニクの匂いがするはずです。

そう、体の一番厚い皮膚である足底でさえ、浸透性があるのです。お風呂に入る時に、色々なハーブや果物の皮などを入れるのと一緒です。皮膚からの浸透性は、科学的にも1980年代に証明されています。

ネットで"ヒマシ油"を購入することが出来ました。一般的には"ヒマシ油"は下剤として用いるそうです。

自分には膝が腫れるという持病があります。半年から1年に1回は突然に膝が腫れ、酷い時は数日も歩行困難になるほどの痛みが伴います。遺伝で受け継いだ痛風かと思い、調べてもらいましたが、確かに尿酸値は高くなるのですが、大きく腫れた膝から抜いてもらった液体は、痛風によるものではないと診断されました。よくお年寄りが膝に水が溜まるといいますが、

それと似た状態かも知れません。

そこで膝に"ヒマシ油"を塗って様子を観てみようと思ったのです。不思議な力を備えた"ヒマシ油"であれば、原因不明の膝の腫脹にも効果があるかも知れないと考えたのです。

しかし問題点が浮かび上がりました。"ヒマシ油"は粘り気が凄く、塗った後でベタベタさが取れず、時間をおいても変わりません。塗った手も石鹸で洗わないと、ベタベタが取れません。1回塗った後は、30分程度足をむき出しにしておいて、その後で水で絞ったタオルで拭き取るしかありませんでした。それでも膝が腫れるよりはましだと思い、週に数回、空いている時間帯に"ヒマシ油"を塗り続けたのです。

ヒマシ油の効果

もう10～15年前になると思います。毎週、最低1回は両膝にヒマシ油をつけて5～10分程度のマッサージを続けているうちに、これは自分に合っているなと感じ始めました。それまでは、数カ月に1回は膝が重くなったり、腫れそうな前兆があったのですが、数カ月経っても、そのような兆しが一向に現れなかったからです。「これはいけるかも!?」と思い始めました。ネットで他のヒマシ油も探してみましたが、同じレベルのものしか見つからず、仕方なくベタベタするヒマシ油を使い続け、毎回手を洗ったり、タオルで拭いたりしていました。

ひょっとしたら自己暗示の可能性もあるかも知れないなと思い、最初から全面的に信用するのではなく、少しだけ疑いながら、慎重に使い続けようと考えていました。

現在の科学界は「反証主義」を前提にしています。ようするに、最初は全面否定して、疑って、疑って、再試を繰り返して、証明に充分なデータが出揃い、その道の権威が認めるまで待つ、という方法です。

例えば新潟大学の大学院医歯学総合研究科教授でおられた安保徹先生の「免疫革命」です。安保先生は20年以上前から、数多くの論文を出し、研究で証明しているにも関わらず、いまだに多くの科学者や医師が否定しています。

安保先生が提唱している免疫と自律神経の繋がりは、自分のカイロプラクティック治療に大きく役立っています。良いもの（素晴らしいもの）は、良いものとして受け入れる柔軟な姿勢を保つべきだと思います。何時までも疑っているだけでは、科学の進歩を歪めてしまうのではないでしょうか？

話しをヒマシ油に戻します。

ある時、非常に面白い経験をしました。70才近い女性が、左膝の痛みで1時間半もかけて当オフィスにいらしていました。

以前は近くの整骨院に通っていたらしいのですが、中々改善せず、息子さんの紹介で1時間半もかけてオフィスに通院していました。"高齢の女性が膝に水が溜まって腫れ上がる"というのはよく聞く話しです。

膝（特に膝裏の膝窩筋）は胆嚢と深い関係があり、乳製品や脂肪との関係が考えられます。

そこで食生活について詳しく聴きながら治療を勧めました。数回の治療で腫れは大分引いたのですが、完全ではありません。

本当は最初の内は1週間間隔で診たかったのですが、片道に1時間半ですから、さすがに毎週とは言えず、2～3週間の間隔で治療させて頂いていました。

その時に自分が使っていたヒマシ油が余っていたので、ちょっとヒマシ油を試してみようと思い付きました。そこで右膝の膝窩筋で検査してみると、やはり弱化を示しました。そこで患部である左膝にヒマシ油を米粒程度塗って、軽く広げてみました。そして再度、弱化した右膝の膝窩筋を検査してみると、完全に正常な強さに回復したのです。驚きました。

そこで少しだけ残っていたヒマシ油をビンごと差し上げました。そして「また2～3週間ほどしてから診させて下さい」とまた連絡してもらうことにしました。

それから数週間過ぎても一向に連絡がありません。

2ケ月も経った頃でしょうか、息子さんが治療にいらした時にお母さんの状態を尋ねましたら「普通に歩いてますよ、調子良いみたいです」と教えてくれました。これはヒマシ油の効用か？　と思いました。

それから暫くして業者の方が"特丸"（最も優れた状態）のヒマシ油を届けてくれました。

いやな匂いもせず、粘り気も殆どなく、皮膚につけ

●栄養学の基礎

ても数分マッサージしている間に染み込んで行きます。迷いもなく、このヒマシ油を使うことに決めました。

前述したようにヒマシ油は不飽和脂肪酸を含むので、普通の油よりも酸化しやすいというギャップがあります。そこで業者の方に抗酸化剤として少量のビタミンAとビタミンEを入れるとヒマシ油の効用が変化しないか実験してもらうように依頼しました。

翌週に連絡が入り、全く問題ないとのことでした。通常なら3～4ケ月で酸化してしまうヒマシ油でしたが、常温でも1年以上酸化せず、冷蔵庫で保管すれば、数年は使えます。

そこでエドガー ケーシーにあやかって、"リーディングオイル"という名前で商品化することになりました。

はっきりとした効用を知りたかったので、勉強会に参加して頂いていた先生方に仕入れ値でお分けして、自分達の治療院で色々な症状の患者さんに試して貰いました。すると非常に多くの素晴らしい症例結果が集まり始めました。

リューマチ、40(50)肩、慢性的な腱鞘炎、ヒビ割れ、肩凝り、静脈瘤による皮膚の色の回復、原因不明の痛みからの解放、背骨に塗ると腰痛や背部痛の緩和が早いなどの報告を受けました。

どうも急性の疾患よりも、慢性疾患に効果があるようです。自分も突き指をした際に試してみましたが、膝のときのような効果は得られませんでした。

15年近く経ちますが、ヒマシ油を使った膝のマッサージは今でも続けています。昨年の春に右足の薬指にヒビが入り、それに伴い足首と膝が数週間に渡って腫れる惨事がありましたが、それ以外はまったく腫れることなく、またその兆しもなく過しています。

ヒマシ油のどの成分がどのような効果をもたらしているのか判明していませんが、"良いものは良い"として受け入れようと考えています。

余談になりますが、ヒマシ油を試した先生方から「患者さんに販売すると、家で塗って自分で治してしまい、治療に来なくなるので困る。だから当院では治療院で塗ってマッサージをするだけで、販売するのは止めました」と報告を受けています。

どちらにするのか難しい問題だと思います。

MEMO

六大栄養素

必要な栄養素

概要や解毒の話しで随分と前置きが長くなりましたが、これでやっと栄養学の本題に入ります。

これから六大栄養素を基に、色々とご紹介して行きますが、今では六大栄養素とも、七大栄養素とも表現されるので、誤解しないように少し説明を加えます。

元々は三大栄養素と呼ばれていました。それは「炭水化物」、「脂肪」、そして「タンパク質」です。そこに更に3つ「ビタミン」、「ミネラル」、そして「水分」が加わり、六大栄養素と呼ばれるように成りました。

今では炭水化物の一つである「食物線維」を別の栄養素として考え、七大栄養素とも呼びますが、ここでは食物線維は炭水化物の仲間として扱うことにします。

この六大栄養素の基本は、体の中では作れない、身体に必要な栄養素と定義されています。

ですが今では体内で多くの栄養素が作れたり、私たちの体内で共存共生しているバクテリアからも作られることが判明しています。詳細は追って説明して行きます。

炭水化物

まず「炭水化物」の話しから始めます。炭水化物は体の"エネルギー源"、または体の"ガソリン"の役目を持つのだと考えて下さい。つまり自分達が体を動かすためには、炭水化物が必要になります。

そしてその体に必要なガソリンの正体は"糖質（ブドゥ糖）"です。つまり炭水化物とは糖質のことです。糖質と言うと、頭の中で真っ先に浮かぶのは、お菓子やケーキを想像するかも知れませんが、ここで紹介する糖質（炭水化物）は、米や小麦または芋類などの主食に含まれる成分を指します。体にとってのエネルギー源であり、体を動かすガソリンなのです。

しかも私達が必要とするガソリンは、精製されて透き通った黄金色のハイオクのガソリンではなく、精製されていない褐色の"原油"だと理解して欲しいのです。

ここで強調したいことは、自分達のエネルギー源となる糖質は、決して精製されたものではないということです。何故なら、自分達は主食を精製して摂取するようになったことで、非常に多くの問題（多くの病気の根元）を引き起こしてしまったからです。信じられないかも知れませんが、反対に生活の一部を少し修正するだけで、多くの病気から身を守ることができるのです。

どうやって？

簡単なことです。これは当オフィスにいらしている患者さん全員に勧めていることです。

それは、**"白米を胚芽米か玄米に、白砂糖を黒糖かハチ蜜（赤ちゃんはダメ）に、小麦粉は全粒粉に変えましょう！"**

ネッ簡単でしょ、これだけで多くの病気を防ぐことができるのですから・・・

精製された糖質が引き起こす代表的な病気は、今や日本で隠れ族を入れたら2,200万人を込えると言われている"糖尿病"です。

ただ白米を胚芽米や玄米にして、白砂糖を黒砂糖やハチ蜜（新生児や幼児は除く）にして、なるべく小麦粉を使った料理を避けるだけで、不治の病とされる糖尿病から身を守ることが出来るのです。もちろん既に糖尿病と診断されている人も同じですが、糖尿病の人は更に有酸素系の軽い運動（散歩などの軽い運動）も必要です。

決して"甘いものを食べてはいけない！"と言っているのではありません。"食べ方を変えて"と勧めているのです。

確かにお年寄り（特に戦争経験者）の多くは、「絶対白米は止めない。私たちは白米を食べることを夢見て頑張ってきた。それをまずい玄米に戻すなんて、絶対にイヤだ！」と言います。

分かります。

でも玄米は炊き方次第で、とっても美味しく食べられますし、慣れてくると、逆に白米は甘味以外の味気がなく、ベタベタして不味く感じるようになります。玄米の美味しい炊き方は専門家にお任せしますが、本当に美味しいですよ。

次に白砂糖を避けるのは大変です。外食したらまずアウトです。

また加工食品にも殆ど白砂糖やコーン シュガー（ブドゥ糖、米糖、液糖）が入ってます。実は最近、自分が愛飲しているビールにもコーン スターチが入っていることを知り、愕然としてしまいました。コーン シュガーについては映画**「キングコーン」**をご観賞下さい。

自分もビデオ屋さんで借りて観ましたが、深く考えさせられる内容でした。

しかし自分次第でなるべく注意していれば、白砂糖はかなり避けることが可能です。黒砂糖は携帯することも可能です。絶対ダメ！と考えずに、なるべく避けるというスタンスが重要だと思います。

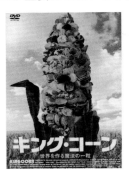

後は小麦粉ですが、これも外食する人が避けるのは不可能に近いと思います。皆さんはどこでも売られている食パンにも、小麦粉以外に砂糖やコーン シュガーが入っていることを知っていましたか？

そうなんです。本来のパンは少し苦いのです。

"粗食のすすめ"で知られる幕内秀夫さんは著書で、「食パンはお菓子、お菓子を朝から食べる人はいないでしょ」と、とてもわかりやすく説明されています。

こう考えると、自分達の生活は"いらない糖分"で溢れていることが分かります。自分の体は自分で守る、もちろん家族や友人も守るという気持が大切なのではないでしょうか。では何故、白米、白砂糖、小麦粉がダメなのでしょうか。

精製された炭水化物のナゾ

ここでは「何故、精製された炭水化物は体に良くないの？」を考えてみます。

最初に自分が子どもの頃の生活を振り返ってみます。もう５０年以上も前の話しです。考えてみると、オイオイ随分と年とったなあと実感してしまいました（少し寂しい・・）。自分は生まれてから小学6年生まで静岡市で過ごしました。昔の静岡といえば、「ミカン」です。冬から春にかけては、学校から帰ると、いきなりミカンを毎日４〜５個は食べていました。春から夏は漬け物のダイコンの尻尾をもらったり、削り節（これも静岡名産でした）の小さくなった残りを食べたり、物置き小屋に置かれたぬかづけの樽に手を延ばして、ひからびたキュウリやナス、またはダイコンなどを隠れて食べていたことを思い出します。

余り自慢にならない昔話ですが、何を言わんといいますと、自分達が子どもの頃は、おやつに糖分を摂る習慣がなかったことです。

ケーキは誕生日のお祝いの時と、クリスマスの時だけだったと思います。飲み物も、夏は麦茶か水、冬は緑茶か番茶でした（そういえばコブ茶もあった）。夏にカルピスがあったこともありましたが、何かのご褒美で飲ませてもらえるだけで、常飲させてはもらえませんでした。

チョコレートやキャラメルなどのお菓子は普段は買い与えられず、遠足の前日に数百円もらって、駄菓子屋に買いに行ったものです。遠足よりも一緒に持って行くお菓子の方が楽しみだったことを覚えています。時々お小遣いとして貰った数十円を持って駄菓子屋に行くのが子供の頃の楽しみでした。

可哀想だと思わないで下さい。それがごく当たり前で、一般的だったのです。おやつにケーキやチョコレートを食べることができるとは、当時は想像もしていませんでした。たまにお客さんが来ると、お茶菓子が用意され、一緒に食べることができたことも楽しみ

の一つでした。それだけ、おやつイコール糖分という環境ではありませんでした。

本題に戻りましょう。

精製された炭水化物が自分達の体に与える影響を考えてみましょう。まず分解された炭水化物は殆どブドウ糖に近い状態にまで精製されていますから、小腸から簡単に、しかも短時間で吸収されて血中に送られます。すると急速に流れ込んだブドウ糖が血糖値を急速に上昇させます。つまり、この時点で高血糖になります。

するとお腹の真ん中辺りに位置する膵臓が、血液内の血糖値の上昇を察知します。ここで気をつけて欲しいのは、血糖値の高低を察知したり、調整するのは脳ではないということです。

高血糖に気付いた膵臓はβ細胞からインスリンを放出して、血液内のブドウ糖を体の細胞に運んで、血液内の血糖値を下げようと一生懸命に働きます。急速な血糖値の上昇に対する、大量のインスリンの放出は、今度は反対に低血糖を引き起こします。

急激に血糖値が上昇したのですから、膵臓も驚いて、高血糖に対応して大量のインスリンを放出します。すると一時的ですが、血液内の血糖値が急速に下がり、低血糖になってしまいます。

ブドウ糖はエネルギー源であるガソリンだと前述しましたが、そのエネルギー源を一番必要とする臓器は実は"脳"です。"脳"のエネルギー源はブドウ糖だけです。

体内に吸収された炭水化物の20％以上が、脳のエネルギー源になると言われています。

低血糖になって困るのは、当然ながら"脳"です。そこで怒り狂った"脳"は指令を出します。「何やってんのや、早くブドウ糖を摂らんかい！」と・・・

指令を受けた体は素直に炭水化物を求めます。目の前には白砂糖たっぷりのショートケーキ。"脳"の指令を受けたあなたは、ガブリとケーキを貪ります。

ディジャ・ブって聞いたことありますか。以前に経験した同じ体験や、以前に見た光景が偶然に再現することを指します。まさしく体の中でディジャ・ブが繰り返し起こります。

精製された炭水化物が体内に大量に入る
↓
急速に小腸から吸収され、血糖値が急上昇する
↓
脳に関係なく、膵臓から大量のインスリンが放出される
↓
大量のインスリン放出は低血糖を引き起こす
↓
脳が怒り狂って炭水化物を摂取する指令を出す
↓
「以下、ディジャ・ブが永遠と続く」

果たして最終的に勝利を収めるのは、"脳"でしょうか、それとも"膵臓"でしょうか。"脳"が勝利を収める場合は、あなたの膵臓機能は著しく低下または衰弱してインスリンを放出できなくなります。血糖値も常に上昇した状態になりますから、"脳"だけは常にエネルギー源が豊富な安泰な時を過ごせます。

しかし嬉しくないおまけがつきます。大量のブドウ糖が血液中に常在しますと、正常であれば腎臓で再吸収されるはずのブドウ糖が正常範囲を越えて濾過しきれなくなり、溢れたブドウ糖を尿に排出してしまいます（糖尿）。この状態や空腹時の血糖値が高かったり、ヘモグロビンA1cが高い状態を、医療関係者は"糖尿病"と呼びます。

では激しい戦いにあなたの逞しい"膵臓"が勝利したらどうなるでしょう。何度ともなく繰り返される高血糖と低血糖による"脳"への影響は、あなたの気分をアップ（高血糖）させたり、気分をダウン（低血糖）させます。つまりアップダウンの繰り返しです。極限まで進行すると、医療関係者はこれを"躁鬱病"と呼びます。

近頃よく聞きますね。子供がじっとしていられない。落ち着きがなく、直ぐに興奮したり、泣き出す。切れやすく、喜怒哀楽が激しくなる・・・

これは今まで説明した炭水化物の過剰摂取が主な原因の一つだと確信しています。

あなたのお子さんは大丈夫ですか？

なぜ太る？

これまでは、「炭水化物を誤った形（精製された炭水化物）で摂取すると、恐ろしい結果を招きますよ」とご紹介して来ました。

また「膵臓から分泌されるインスリンと、脳との壮絶な戦い」についてご紹介しました。ここからは多くの人が悩んでいるダイエットに関わる話しです。

精製された炭水化物は、血糖値を急速に上げてしまうと説明しました。それだけでも大問題ですが、精製された炭水化物には、もう一つ重大な問題が隠されています。

今まで何度も炭水化物はガソリンだと強調してきました。それは揺るぎない事実です。しかしガソリンをエネルギーにするには、ガソリンを点火する必要があります。

そうなのです。炭水化物が体内に吸収されて、ブドウ糖をエネルギーにするためには、細胞内にあるミトコンドリアという器官で、前準備をする必要があります。この過程を専門的に"クエン酸サイクル"と呼びます。

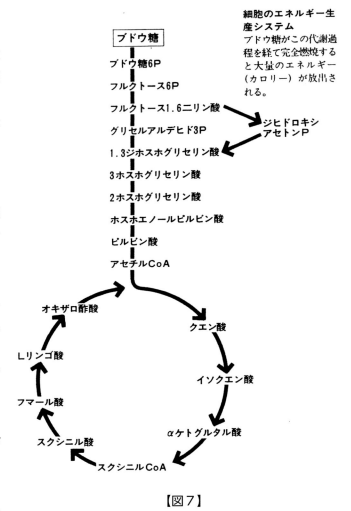

【図7】

図7にあるように数多くの段階を経て、エネルギーになる準備が行われています。それぞれの段階の名前を覚える必要はありませんが、多くの生化学的な過程を経て産生されたエネルギーは、"ＡＴＰ（アデノシン三リン酸）"と呼ばれる蓄電器に蓄えられます。

そして最終的にエネルギーを必要とする細胞にＡＴＰが送られます。

図7のサイクル一周で３８個のＡＴＰが作られます。１つのＡＴＰには８カロリーのエネルギーが蓄えられています。ＡＴＰは体内のエネルギーを必要とする細胞に運び込まれ、そこで初めてエネルギーに転化されます。

メデタシ、メデタシのハッピー・エンドとなり、私たちの細胞はエネルギー満たんとなり、元気一杯に活動できるように成ります。エネルギー満喫で疲れることなく動き回れば、当然ながらエネルギーが消費され、代謝がさかんに行われますから、皆さんはダイエットに成功します。更に元気になって有酸素系の運動（歩行やエアロビック）をすれば、脂肪も燃焼されますから、一石二鳥でダイエットできます。

つまりミトコンドリアで大量のＡＴＰが生産し、必要とする細胞にどんどんエネルギーを送り込めば、それだけ代謝が進んで、ダイエットすることになります。すると、ブドウ糖の原料である糖分を大量に摂取すればする程、元気になれて、しかも減量できることになる！

本当？　ちょっと待って下さい。皆さんは大量の糖分摂取が体重を増加させる原因と考えていませんか？甘いものを食べると太るというのが、私達の持つ"一般常識"ですよね。

そこで種明かしです。太るのには大きく２つの原因があります。

第１の原因は、炭水化物が正しい形で摂取できないと、クエン酸サイクルが正しく作動できずにＡＴＰが生産できず、ブドウ糖がサイクルの途中で脂肪に転換され、脂肪細胞に蓄積されてしまいます。当然エネル

ギーは生産されませんから、体は活発に動くこともできませんし、力も沸きません。そこであなたは疲れ果て、体を使おうとせずに休みます（運動不足）。結果として脂肪が大量に蓄積されて太るわけです。

第2の原因は、多くの甘いものには脂肪が大量に含まれます。しかも多くのケーキなどの菓子類には、エネルギーに転換できないトランス型脂肪酸が使われています。脂肪は脂肪細胞に蓄積され、結果として太ります。

ここで問題になるのは、第1の原因となった、クエン酸サイクルで、なぜサイクルが正しく作動しなかったのかです。

そこで図8をご参照下さい。クエン酸サイクルの周りに沢山のB～がありますね。パントテン酸やビオチンもあります。

実はこれは全てビタミンB群なのです（アミノ酸もありますが、これはタンパク質の時に詳しく説明します）。

つまりクエン酸サイクルが正しく作動するには、充分なビタミンB群が必要になるのです。しかし問題なのは、精製された炭水化物からは、ビタミンB群が取り除かれてしまっていることです。ですから、当然ながらクエン酸サイクルは正しく作動しません。

精製していないお米にはビタミンB群が豊富に含まれていますが、その多くは胚芽の部分です。そして玄米の糖層には多くのミネラルや食物線維が含まれています。

こう考えて下さい。

皆さんは白米を田んぼに蒔いて稲が育つと思いますか？　胚芽米を蒔いて、稲が育つと思いますか？

お米が育つには、生育するために必要なものが備わっていなければ、発芽することはできません。つまり白米の状態は、不完全な食べ物と考えることが出来ます。白米の状態では、ミトコンドリアの中ではATPを生産できませんから、体はブドウ糖を脂肪に変えて蓄積してしまいます。

何故、体はブドウ糖をわざわざ脂肪に転換するのでしょう？

理由は簡単です。

前と同じ結論に達します。我々人間は、ほんの100

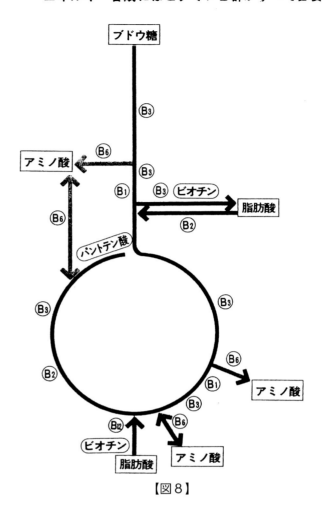

【図8】

年前までは"飢餓"の時代に生きていました。その日暮らしをしていたのですから、いつ再び食べられるか分からないので、体内に脂肪というエネルギー源として蓄える必要があったのです。100年で今の食生活に対応できるまで進化するのは無理です。

我々が猿人から今のホモサピエンスにまで進化するのに、５００万年以上もかかっています。またホモサピエンスの誕生から現代人まで進化するのにも２０万年以上費やしています。たった１００年で、人間の体を、今の食生活に充分に適応させることは到底無理なことでしょう。

食物線維

ここで炭水化物の仲間である食物線維についてご紹介します。食物線維は糖質と同じ炭水化物ですが、人間の消化器には食物線維を消化する酵素がありませ

ん。ですので、食物線維は糖質のように小腸から消化・吸収されることはありません。そこに目をつけたのがダイエット食品メーカーです。食物線維はどれだけ食べても吸収できませんし、水分を吸収しやすいために胃の中で膨らみますから、膨満感が早く得られます。つまりダイエットにもってこいの食材なのです。

今までに色々な食材が紹介されてきましたが、どれも簡単に安く手に入る食材ですから、ダイエット食品メーカーは、多大な営利を得ることができず、地団駄を踏んでいたようです。しかし食物線維はダイエットだけでなく、多くの恵みを私達の体にもたらしてくれます。

まず食物線維は、水に溶け難い"難溶性の食物線維（植物の細胞壁を作る成分で、セルロース、セミセルロース、リグニン等）"と、水に溶け易い"水溶性の食物線維（柑橘類や豆類に含まれるペクチンや植物ガム等）"に分類されますが、両方の食物線維を含む食物も沢山あるので、余りこだわる必要はありません。

さて食物線維のダイエット以外の作用を説明します。

● 作用１

食物線維は胆汁を吸収して、体外に排泄します。

肝臓はコレステロールから新たな胆汁を生成しますので、結果として、総コレステロール量が減少すると考えられています。

● 作用２

食物線維は消化を遅らせることでブドウ糖の分解を遅らせ、ブドウ糖を徐々に吸収するように働くため、膵臓から放出されるインスリンによる負担を減らします。

● 作用３

食物線維はよく噛まないと飲み込めません。そのために顎の骨や筋肉の発達を助けます。

また前述しましたが、摂取された食物線維は胃の中で膨脹するので、満腹感を早くに感じさせます。

● 作用４

食物線維は大腸に入ると、水溶性の食物線維は腸内細菌によって発酵され、酢酸、プロピオン酸、酪酸、メタン、水素、炭素ガスに分解されます。

酢酸、プロピオン酸、酪酸は短鎖脂肪酸または有機酸とも呼ばれ、大腸の善玉菌であるビフィズス菌のエネルギー源となります。

そのため善玉菌が優性となり、悪玉菌が減ります。そして大腸内のpH（ペーハー）を弱酸性に保つことで腸内の腐敗を防ぎ、更に悪玉菌が繁殖し難い環境を作ります。

● 作用５

難溶性の食物線維は、便を適度に水っぽい状態に保ち、大腸の蠕動運動を誘発して排便を助けます。

また難溶性の食物線維は腸内の掃除も行い、悪玉菌と一緒に排泄します。

難溶性の食物線維１グラムに対して、便は３～４グラム増えるのに対して、水溶性の食物線維は１グラムに対して２グラムしか増えないとも報告されています。

どうでしょう？　食物線維はこんなに色々な素晴らしい働きをして、私達の体を守ってくれているのです。食物線維様・様と言っても過言ではありません。

しかし、これだけ私達の体に素晴らしい作用をもたらしている食物線維を、わざわざ手間をかけて排除している人達がいます。一番が今まで説明してきた"精製する"という作業です。食物線維が私達の体にもたらす恩恵は数知れないのに、わざわざ手間をかけて取り除いているのです。これは驚きとしか表現できません。ちなみに世間に出回っている「○○野菜ジュース」も実は食物線維が省かれています。

ご参考までに。

ここで食物線維を多く含む食品をご紹介します。

● セルロース

小麦全粒粉、ふすま、キャベツ、いんげん、さやえんどう、グリーンピース、豆類、ブロッコリー、芽キャベツ、キュウリの皮、ピーマン、リンゴ、ニンジン

● ヘミセルロース

ふすま、シリアル、無精製の穀類、芽キャベツ、ピーマン

● 植物ガム

オートミール、オート類、豆類

● ペクチン

リンゴ、柑橘類、ニンジン、カリフラワー、キャベツ、豆類、ジャガイモ、カボチャ、イチゴ

●六大栄養素

ちなみに以前ご紹介したチアシードにも水溶性と難溶性の両方の食物線維が大量に含まれています。どうしても食生活に偏りが生じるのであれば、外出先で購入したお惣菜やインスタント味噌汁に水で溶いたチアシードをティーカップ２〜３杯入れてお召し上がり下さい。

チアシードは味がありませんので、抵抗なく召し上がることが出来ます。またチアシードは脂肪で詳しく説明しますが、私達に不足している必須脂肪酸であるオメガ３と６を豊富に含んでいます。アマニ油よりもオメガ３の含有量が多く、種自体に自然な防腐剤が含まれますので、持ち歩くのにも最適です。

これからは、精製されていない炭水化物の摂取を心掛けたいものです。

脂肪について（１）

栄養療法に目覚めて１５年以上過ぎましたが、振り返ってみると、随分と頑張ってきたなあと思います。

それ以前の自分の栄養学は、対症療法としての栄養学でした。細かい理由も分からず、例えば風邪を引いたらビタミンＣ、口内炎が出来たらビタミンＢ群、胆嚢の機能低下があればビタミンＦといった感じでした。

でもその頃、「なぜ同じ治療を施しても、直ぐに反応してくれる患者さんもいるのに、中々反応してくれない患者さんもいるのだろう？」というシンプルな疑問に悩んでいました。本当に辛い日々だったのです。もちろん今でも全て解決した訳でなく、毎日のように悩んでいますが、以前程ではなくなり、栄養療法で症状が改善する患者さんも増え、治癒率は随分と高くなったと感じています。

栄養療法に深く関わるきっかけを与えてくれたのは、帰国したカイロプラクティック大学の後輩が、お土産としてくれたジョナサン・ライト博士の"Dr. Wright's Book of Nutritional Therapy"という本でした。

その頃の自分は国際アプライド・キネシオロジー協会（以後ＡＫ）の会員で、栄養学は全てＡＫの情報に基づいて使っていました。そのＡＫが栄養学の基本としていたのが、ジョナサン・ライト博士の考え方だったのです。

しかし「もう英語はうんざり‥」状態（しかも分厚い本）だったので、中々手をつけずに暫く本棚に眠っていました。

よく思い出せないのですが、ある時、誰かに「ジョナサン・ライト博士の本は翻訳されていますよ」と聞いたのです。「エッ本当！？」って感じで、その日の仕事の帰りに紀伊国屋本店に出向き、迷わず注文しました。数日後に「届きました」と連絡を受け、ワクワクしながら受け取りに行ったのを覚えています。

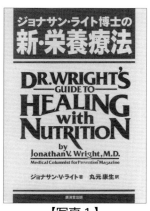
【写真１】

本は現在、廃本扱いになっていますが、『ジョナサン・ライト博士の新・栄養療法』（廣剤堂出版）（写真１）はまだ在庫があると思いますので、購入を希望する方はドクターズサジェスチョンの担当者にお尋ね下さい。

ジョナサン・ライト博士の本を翻訳した丸元康夫さんのお父さんである丸元淑生さんは、日本の栄養学のパイオニアの一人であることも判明しました。そして『豊かさの栄養学１、２』、『最新ミネラル読本』（新潮文庫）（写真２）に出会ったのです（こちらも廃本になっています）。それ以来、色々な素晴らしい出会いも重なり、数百冊にも及ぶ栄養学の本との格闘が始

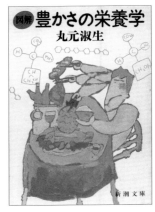
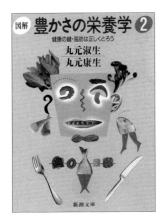
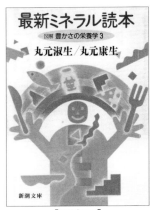

【写真２】

まったのです。

　９０年代の栄養学は「脂肪学」と言っても過言ではありませんでした。しかし、それまで悪役だった"脂肪"が見直されていました。自分も日本に帰国する当時（９０年代）は、ＡＫではフラックス シード オイル（亜麻仁油）に注目していました。

　今では大きなスーパーでも購入できるまでに至った亜麻仁油（アマニ油）ですが、帰国当時は全く知られておらず、知っている人がいても「あの火傷の時に貼る油紙の成分でしょう？」程度でした。

　最近では、青身魚の眼の周りに多く含まれるＤＨＡ（ドコサヘキソエン酸）や、ＥＰＡ（エイコサペンタエン酸）のサプリメントも目立つようになりました。ＤＨＡもＥＰＡも必須脂肪酸です。一般には魚油とも呼ばれます。

　やっと脂肪も栄養素として受け入れられるようになりましたが、まだまだ情報が乏しいような気がしますし、正しく理解されていないとも感じます。またオリーブ油がどうして身体に良いのかが判明したのも、この２０年程度です。まだまだ正しい知識が広がっていないと思います。

　そこで、まず脂肪についての簡単なネタばらしから始めます。

　皆さんはどうしてブタや牛、または鶏の油は体に害を与え、ＤＨＡやＥＰＡの油は体に良いと思いますか？　実は簡単な理由です。それはブタや牛、そして鶏の体温と、魚の体温の違いなのです。ブタや牛、または鶏の体温は３８度以上です。そして魚の体温は２０度前後です。

　もうお分かりですね。

　つまりブタや牛の脂身は、人間（人は３６.５度前後）の体内に入ると、当然ながらブタさん達よりも低い体温なので、油から脂肪の塊に変わってしまうのです。それが血液をドロドロにしたりする大きな原因の一つです。

　ところが魚の体温は人間の体温よりも低いので、体内に入っても決して塊にならず、常に血液サラサラの状態を維持してくれるのです。

　次におぼえて欲しいのは、"飽和脂肪酸"と"不飽和脂肪酸"の違いです。細かいことまで知る必要はないので、まずは簡単な説明をします。

★飽和脂肪酸は腐りにくい油！
★不飽和脂肪酸は腐りやすい油！
　とおぼえて下さい。

　このように説明すると、腐りにくい飽和脂肪酸の方が体に優しいような印象を受けますが、実は反対で、自分達の体は不飽和脂肪酸を必要としています。また不飽和脂肪酸は"必須脂肪酸"とも呼ばれます。必須と名前が付くのは、体内では作れない、体が必要とする油という意味です。反対に飽和脂肪酸は必須ではあ

●六大栄養素　　　　　　　　　　　— 30 —

りませんので、余り摂取する必要はない油ということになります。

　もちろんＤＨＡやＥＰＡ、前述したオリーブ油やアマニ油は全て必須脂肪酸を含みます。つまり自分達の体に必要な油ということになります。

　詳しい話は後に譲りますが、ここで覚えて欲しいのは、自分達が栄養源として必要としている油は、飽和脂肪酸ではなく、不飽和脂肪酸と呼ばれている油です。

　飽和脂肪酸は一般に使われているサラダ油や、多く市販されているドレッシングに使われている殆どの油に含まれています。もちろんバターやマーガリンも飽和脂肪酸です。

　つまり一般に使用されている油の殆どは飽和脂肪酸で、自分達の体には余り必要ない油だということをおぼえて欲しいのです。

　"飽和脂肪酸"や"不飽和脂肪酸"など、色々と専門用語が沢山出てきましたので、ここでは、ややこしい内容はちょっとお休みにして、皆さんが興味を持つだろうと思われるお話しをご紹介します。でもしっかり脂肪に関する話しです。脂肪と言うと、最初に頭に思い浮かぶのは"肉"です。そして次に思い浮かぶのは"油"です。では次は？・・・と聞かれると迷ってしまいます。

　穀類に含まれる脂肪？　でなければ、植物の実に含まれる脂肪？　ちょっと待って、忘れていました！"乳製品"があるではないですか！　そう、乳製品は脂肪を多く含みます。牛乳、ヨーグルト、チーズ等々。

　料理だと、ピザ、グラタン、クリームシチュー、数々のパスタ等々、ウーンよだれが・・（お昼前にこれを書いているので・・・）。実は以前はピザが大好きで、イタリア系の薄いピザよりも、アメリカ系のチーズたっぷり、具もたっぷり系が大好きでした。

　パスタもカルボナーラが特に好きで、アメリカにいる時（ロスアンゼルスに１２年以上住んでいました）は、週末の昼になると、毎週のようにサンタモニカ通りのパスタの美味しいお店に通い、山盛りのカルボナーラを食べていました。しかし量が多かったのか、もたれて、夕方になっても余りお腹が空かなかったのを憶えています。

　日本に帰国して数年してから「栄養学」を詳しく学ぶ決心をし、色々な本を読み始めていた頃、栄養学に詳しい臨床技士の方から、一冊の本を紹介されました。医学博士のフランク・オスキー著の『牛乳には危険がいっぱい？』（東洋経済新報社）（写真３）でした。

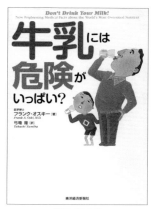

【写真３】

　本の中には、牛乳を飲むと、
★鉄欠乏性貧血の原因になる
★消化器症状を引き起こしやすい
★アレルギー体質になる
★心筋梗塞、脳卒中、ガンのリスクが高まる
★カルシウムはあまり体内に吸収されない(※)
★にきび、虫歯、虫垂炎の原因になる
★子どもが慢性疲労におちいりやすい
★赤ちゃんが病気にかかりやすい

　などと書かれており、更に牛には大量のホルモン剤や抗生物質、または農薬が含まれている等々が紹介されていました。読んでみると「ナルホドオ！」と唸らされる内容でした（今では改訂版も出ています。皆さんもお読みください）。

　でも学校の給食には必ずと言ってよい程、定番で牛乳が出てきますし、カルシウムが豊富に含まれている

から、牛乳を飲まないと大きくなれないと大人に言われたのを憶えていませんか？

実は自分は牛乳が飲めません。小さい頃から、どうしても体が受けつけないのです。飲むと直ぐにお腹をこわしてしまいます。一時期は下剤の代わりに飲んだこともある位です。

でもチーズ類は大丈夫（？）で、前述したようにピザやパスタに含まれるチーズは体も受けつけてくれるようでした（でも汚い話しで恐縮ですが、おナラや便の匂いは強烈でした）。

数年前、ある友人から「先生と同じことを提唱しているお医者さんがいますよ」と、数冊の小冊子が送られてきました。東京の吉祥寺で開業しておられる真弓定夫先生が監修した本でした。真弓先生は小児科が専門で、殆ど薬や注射を用いず、食生活や生活環境を改善すれば、ちょっとした病気なら治せると数十年も指導していらっしゃるそうです。そして送られてきた小冊子の中に『**牛乳はモー毒？**』（美健ガイド社）（写真4）がありました（更に"断乳できない悲しい日本人"も発行されています）。

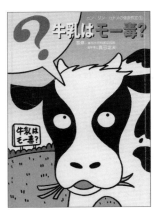

【写真4】

牛乳が苦手で、特別な検査で乳製品は自分の体には合わないことを知り、今では乳製品は殆ど摂取していません。最初は辛かった時期もありましたが、数年前にピザを食べてみた所、翌日に下痢をして、便の匂いも酷かったので、再度やはり自分には合わないのだと確信しました。

今では、パスタのお店に行っても、乳製品が入っていないものを注文するようになりました。でもそれは特定な人に当てはまるだけで、ご自分には当てはまらないと考えておられる方も多いと思います。また乳製品を取り扱う飲食店をなさっておられる方や、酪農を職業としている方々が、この文章を読んだら憤慨されると思います。

ごもっともです。

乳製品を止めるかどうかは、もちろん個人個人が決めることです。これを単なる一つの情報源として受け取って頂きたいと思っております。

でも、もう一つだけご紹介させて下さい。少しは参考になると思います。

最近は、"血液型"を研究する科学者が増えているようです。もちろん性格占いではありません。

アメリカでは自然療法学の医師であるピーター・J・ダダモ博士の『**ダダモ博士の血液型健康ダイエット**』（集英社文庫）（写真5）、日本ではカイチュウ先生として有名な藤田紘一郎先生の『**パラサイト式血液型診断**』（新潮選書）（写真6）などが知られています。

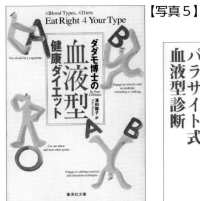

【写真5】

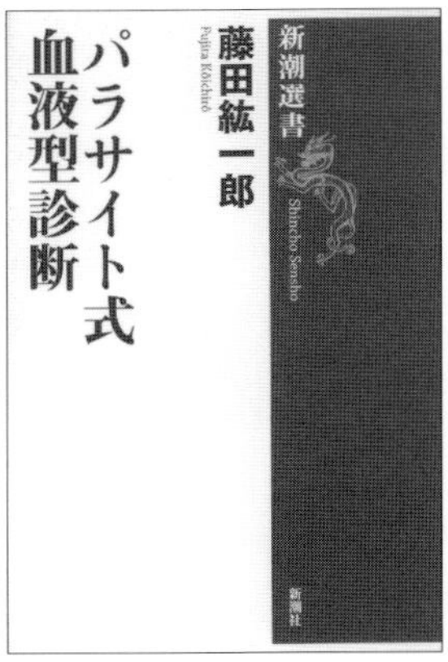

【写真6】

それぞれ本の内容は異なりますが、共通しているのは、我々ホモサピエンスが、狩りをして生活をしていた頃はO型しかなかったこと。そして次に農耕生活

をする人達が出てきてＡ型が生まれ、遊牧民からＢ型が発生したことは、共通意見のようです。ＡＢ型はまだ１，５００年程度の歴史がないとも言われていますが、これは１，５００年以上前の化石からＡＢ型が見つかっていないことが根拠となっているようです。

乳製品を摂取するようになったのは、遊牧民が最初だと考えられています。つまりＢ型の人には乳製品が適応することになります（注：両親共にＢ型であることが基本です）。

すると狩りの生活をしていたＯ型の人達と、農耕をして生活をしていたＡ型を継いだ人達は、乳製品に適応することが難しいと考えられます。日本人は大まかにＡ型が４割、Ｏ型が３割、Ｂ型が２割、そして１割がＡＢ型だと言われています。つまりＡ型とＯ型で７割（ＡＢを入れると８割）の人達は、おそらく乳製品に適応しないことになります（ちなみに自分もＯＡからのＡ型です）。血液型だけで、乳製品が適応するか不適応かを決めるのは安易だと思われるかも知れませんが、参考にはなるかなと思い、ご紹介しました。

（※）牛乳に含まれるカルシウムはリンと結合してしまうのと、牛乳にはカゼインというタンパク質が含まれ、カゼインが胃や腸の粘膜に膜を張るので、栄養が吸収され難くなります。お酒を飲む前に牛乳を一杯飲むと二日酔いにならないという慣習の理由です。

飽和脂肪酸　VS　不飽和脂肪酸

これからは少々ややこしい話しになりますので、ゆっくり読んで下さい。油には“飽和脂肪酸”と“不飽和脂肪酸”があるとご紹介しました。そう、腐り難い油が“飽和脂肪酸”で、腐りやすい油が“不飽和脂肪酸”でした。そして腐りやすい“不飽和脂肪酸”をしっかり摂りましょうとお話しました。では何故敢えて腐りやすい“不飽和脂肪酸”を摂らなければならないの？と疑問が湧くとか思います。その理由をご紹介します。

まず第一に“不飽和脂肪酸”は別名“必須脂肪酸”と呼ばれています。「必須」つまり体に必要な油で、体の中では作れない“油”であるという意味です。

後々タンパク質の時にご紹介しますが、この「必須」と名前が付く栄養素に、もう一つ「必須アミノ酸」があります。こちらも体の中では作れない、必ず食べ物から摂取する必要がある「必須」なアミノ酸という意味です。つまり“不飽和脂肪酸”は体に必要な油で、しかも体内では作ることが出来ない“油”ということです。

では“飽和脂肪酸”はどうなのかと言いますと、実はある程度は体内で合成することが出来る“油”です。体内で必要とされる“飽和脂肪酸”は、自分達の体内で産生できることになります。もちろん１００％とは言えませんが、敢えて意識して摂取する必要はない“油”ということです。

そこで今、最も問題になっている“飽和脂肪酸”の一つに含まれる“トランス脂肪酸”についてご紹介します。

“トランス脂肪酸”は“不飽和脂肪酸”に人工的に水素を加え、強力な腐り難い“飽和脂肪酸”に加工した“油”です。“トランス型脂肪酸”は体内に吸収されても、結合が強すぎて、エネルギーに転換できない“油”と言われています。

エネルギーに転換できませんので、脂肪として体内に蓄積されるだけでなく、幾つかの研究では、ガンになるリスクが数倍に高まるとも報告されています。

憶えている人もいらっしゃると思います。数年前にある映画監督が自らを犠牲にして毎食ファーストフード（Mc○ナルド）を食べ続け、自分の体が太り続けるだけでなく、体調がどんどん悪化して行く状態を撮影したドキュメント映画で、日本でも各地の映画館で上映されました。

自分は観に行けなかったのですが、アメリカでは大々的にメディアが取り上げ、最終的に飽和脂肪酸を使用していたファーストフード店は訴えられ、裁判で負けて多額（数百億ドル）の賠償金を払うよう判決が

— 33 —

下されました。

　今では"トランス脂肪酸"は除去されつつあるそうです（ちなみに日本は関係ないとして、いまだに"トランス脂肪酸"が使われ続けています）。日本では巨大スポンサーであるMc○ナルドに気を回して、大きくメディアでは取り上げられませんでしたが、どうも不思議でなりません。

　体調を崩すことが証明されている"油"が堂々と使われているのですから、これは不思議と表現せずにいられません。もちろんケーキなどに使われているショートニングやマーガリンも、"トランス脂肪酸"の仲間です。

　何故アメリカではきちんと問題視され、日本では知らんぷりなのだろうかと不思議でした。メディアが取り上げたくない理由は分かりますが、どうして日本では問題にならないのでしょうか。

　それが最近になって判明しました。アメリカでは問題が起こると、何でも直ぐに告訴されることが知られています。先日、アメリカの小学校に通っていたお子さんのお母さんから教えて頂いたのですが、アメリカの学校の学食では、マーガリンも牛乳も出さず、アイスクリームさえ出していないそうです。

　理由は簡単、変なものを出すと、親から直ぐに学校が訴えられてしまうからだそうです。
　白か黒しかないアメリカらしい発想だと思いました。白と黒の間のグレーな部分で占められる日本では、なかなかこうは行かないのでしょうね。

　しかし日本でも普段の生活で気を付けることは可能です。外食する時は、なるべく"油"が使われていない食事に心掛け、ファーストフードにもなるべく行かないようにし、昔ながらの日本食を選ぶこと。ちょっとした気配りを身に付けたいものです。

　ここで当オフィスに訪れた３０代後半の女性の症例をご紹介します。

　主訴は生理痛でした。そこでまず精製された穀類（白米、小麦粉）と白砂糖を、精製されていない炭水化物に変更してもらい、加熱する料理にはオリーブ油のバージンオイル、加熱しない料理にはアマニ油を使うように伝えました。翌月の生理痛は８０〜９０％軽減し、次の月は殆ど生理痛から解放されました。しかも10年以上子宝に恵まれなかった彼女は妊娠し、可愛い女の子を出産しました。

　ここで景気払いに恐いお話しを一つ。

　皆さんは放射線に汚染された食べ物は、されていない食べ物よりも数段美味しいことを知っていましたか？　もちろんウソです。

　でももし本当だったら、皆さんは放射線だらけの食べ物が格段に美味しいと知ったら、自ら進んで食べますか？　まず誰も食べないと思います（と信じます）。

　それと今回の"トランス脂肪酸"の話しは同じだと思うのです。体内に入るとエネルギーにも返還されず、ただ蓄積され、ガンになる率が数倍も上がる食べ物を、単に安くて、直ぐに腐らずに長持ちするだけの理由で食べますか？　自分にはそんな勇気はありません。

　自然の食べ物は腐ります。腐るということは"酸化"することでもあります。どんな食べ物も生命を断たれたら、腐るのが自然です。人間だって命を失えば、"酸化"して腐ります。
　そう、"酸化"などして腐るのが生命の自然な過程でり、自然な摂理です。腐らないように加工された食べ物は、自然な食品と言えるでしょうか？　コンビニで、いつまでも腐らないサラダ（特にレタス）やお弁当を横目で見ると、背筋がゾッと冷たくなります。

　怖ーい、怖ーい、お話しでした。

●六大栄養素

コレステロール

ここでは、まだ誤解している人も多いと聞き、コレステロールについてご紹介したいと思います。

まず私たちの体にとってコレステロールは害であり、必要のない悪者だと誤解していませんか？ 今でも低脂肪だとか、コレステロールが含まれない食事などと勧められている話しをよく耳にします。高脂血症にならないように食事制限している人も多いと思います。

最近は何故か健康診断の血液検査で総コレステロール値を出さずに、悪玉コレステロールと呼ばれるＬＤＬ値（低比重リポタンパク）だけを表示している検査機関も見受けられるようになりました。不思議ですね。

総コレステロールの７割以上を占めるＬＤＬ値を換算すると、やはり総コレステロール値は２２０mg/dLになりますので、これもまた不思議です。何かを隠そうとしているのでしょうか？

日本では総コレステロール値は一般的に２２０mg/dL以下（日本動脈硬化学会）を正常値に設定しています。しかし、このような低い値は他国に例を見ません。

日本は１９９９年に２３０mg/dLに変更しましたが、翌年には元の数値に戻しています。
何故でしょう？

アメリカでも数年前までは日本と似たような値が設定されていましたが、さすがに諦めた（？）ようで、今では成人は240mg/dL以下、また加齢に合わせて、正常値を上げたそうです

他国では２８０mg/dL以上で更に血圧が１６０mmHg以上で、始めて高脂血症と診断されることが多いのです。

コレステロールは本当に必要ないのでしょうか。

実は細胞を包んでいる細胞膜はコレステロールで出来ています。３７兆あるといわれている細胞ですから侮れません。また脳や神経細胞、性ホルモン、ステロイドにもコレステロールが不可欠です。

特に閉経後の女性は、卵巣で作られていた性ホルモンの生成が著しく低下しますので、閉経後はその分を副腎が性ホルモンを生成するのですが、その原料となるのもコレステロールです。

通常コレステロールの２０％は食事から摂取され、残りの８０％は肝臓で作られます。しかも通常の食事からの２０％が減っても、その分を肝臓が補って生成します。反対に食事からのコレステロールが増えたら、その分だけ肝臓から生成される量が減るだけです。

ですから食事制限する意味は余りないことになります。もちろん全く気にしないのは問題です。

念のために高脂血症による症状をご紹介しておきます。

一般的なのはアキレス腱の肥厚、眼瞼黄色腫、角膜輪で、特にアキレス腱の肥厚がよく認められます。

高脂血症で恐いのは動脈硬化です。つまり狭心症や心筋梗塞、または脳硬塞になる可能性が高まります。しかし血液にプラーク（塊）が出来るのは、前にご紹介したように塊になる脂肪です。

魚に含まれる油や、植物や穀類に含まれる脂肪は塊になりません。高コレステロール血症に対して処方される薬は総称して"スタチン類"と呼ばれます。"〜スタチン"と書いてあれば、おそらくコレステロール低下剤です。

恐いのは副作用です。色々な副作用があるそうですが、一番恐いのは横紋筋融解症という病気です。

随意に（意識して）動く筋肉を横紋筋と呼びますが、

その筋肉を溶かしてしまう病気です。詳しくは『私は薬に殺される』福田実（冬幻舎）（写真7）をお読み下さい。横紋筋融解症による死亡例も報告されています。

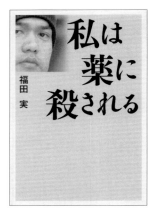
【写真7】

もう一つ不思議な話し。

今までにコレステロールに対する研究は世界中で行われていますが、わたし達が一番長生きする総コレステロール値は２３０～２５０mg/dLであると多くの研究で発表されています。日本でもそのことを報告している本は山程あります。

皆さんは高齢者は少々太り気味の方が長生きすると聞いたことがありませんか？　太り気味、つまり痩せている人よりも総コレステロール値が高いと想像できますよね。しかも反対に低コレステロール血症になると、ガンを始め、多くの疾患になる可能性が高まる研究も山程に発表されています。

２００mg/dL以下の人が、自分の総コレステロール値を自慢しているのを見聞きしたことがありますが、ゾッとしました。

更にもう一つ。何故ＬＤＬは悪玉コレステロールと呼ばれるのでしょう？　ＬＤＬはコレステロールを細胞に運搬する大切な役割を果たしています。決して悪玉でも何でもありません（ちなみに悪玉／善玉と呼んでいるのは日本だけです）。

しかしＬＤＬには一つだけ欠点があるのです。ＬＤＬはリン脂質とアポタンパクの結合が緩くて壊れやすく、結果として酸化しやすいのです。

しかし今ではオリーブ油に含まれるオレイン酸（必須脂肪酸）を摂取すれば、リン脂質とアポタンパクがしっかりと結合して、壊れ難くなることが証明されています。オリーブ油がなぜ優れているのか証明されたのです。

もちろんだからと言って、コレステロール値なんか気にしなくても大丈夫だと提唱しているのではありません。自分達の体に必要な不飽和脂肪酸を正しく摂取しましょうと提言しているのです。メタボリック症候群には、高血圧、高脂血症、糖尿病が代表されます。

ご存知でしたか？

これらは一生薬を服用し続けなければならない疾患とされています。
これ以上は何を言わんとするかお分かりですね。

誰かさんに騙せれませんように、皆様方もくれぐれもご注意を・・・

正しい情報を提供してくれている本も沢山出版されています。その中から幾つかの本をご紹介します。

★『コレステロールは高いほうがいい』笹本進一（マキノ出版）（写真8）

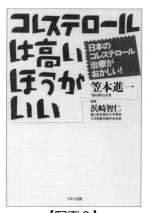
【写真8】

●六大栄養素

★『コレステロールは高いほうが長生きする』浜崎智仁（エール出版社）（写真９）

★『日本人はコレステロールで長生きする』田中裕幸（ＰＨＰエル新書）（写真10）

★『コレステロールに薬はいらない』浜六郎（角川oneテーマ２１）（写真11）

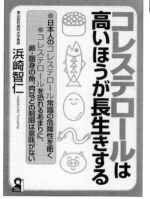
【写真９】

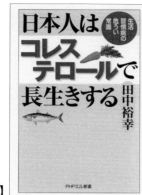
【写真10】

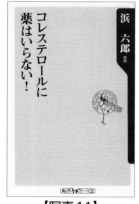
【写真11】

ご参考になりますように。

脂肪総評

自分が栄養学をもう一度勉強し直そうと決心したのは９０年代でした。

カイロプラクティックの大学（８９年卒）では栄養学の授業が３学期間に渡ってありましたが、その頃の自分は栄養学の重要性に気付かず、単にカイロプラクティックが用いるテクニックで、可動性が制限されている関節をバキバキ鳴らしていれば、それだけで人は治って行くのだと単純に考え、栄養学はテストに受かるための勉強しかしませんでした（過去問の丸暗記）。

深く反省しています。

"成人病"が"生活習慣病"と改名されたのもその頃だと思います。"生活習慣病"は日常の生活習慣が原因となって起こる病気ということになります。普段の生活で体に悪い影響を与える習慣と考えてみると、やはり食事だと帰国後数年経って、やっと思い到ったのです。

もちろん食生活だけでなく、日常の"正しい姿勢"も大切です。人が２本足歩行（猿人）になってから、まだ５００万年しか経っていません。

地球に生物が誕生してから３８億年経つといわれていますから、その長さから考えれば、５００万年は本当に僅かな期間です。

ホヤのような口、腸、肛門しかなかった生物が、魚に進化し、サメに近い状態まで進化してから、両生類に進化し、やがて哺乳類から"人"に進化した私たちの祖先となるホモサピエンスは、２０万年の歴史しかありません。

つまり２本足歩行もまだ確実に完成されたものではないと考えられます。だからいまだに私たち人間は、椎間板ヘルニアなどの多くの問題を抱えているのです。まだ地上の重力（海中の６倍）に充分に対応できていないのだと思います。

正しい姿勢を保つ重要性は、また機会がありましたら詳しく説明します。

さて９０年代の栄養学は"脂肪"に対する偏見の見直しでした。それまで脂肪は悪者でした。太る原因となる脂肪は、ただ単に悪者だと考えられていたのです。しかし脂肪には人の体の中では作ることができない、体に不可欠な脂肪があることが判明したのです。

体内で作ることができない必要な油、"必須脂肪酸（不飽和脂肪酸）"の存在に注目が集まり出しました。最初に注目されたのは、リノール酸（オメガ6）とリノレン酸（オメガ3）です（後でオリーブ油に含まれるオレイン酸であるオメガ9の重要性も判明して行きます）。

　９０年代のアメリカでは、その１００年前まではオメガ3とオメガ6の摂取比率が１：１.５だったのが、１：２０になっていたのが判明したのです。

　日本では、１９６０年代に１：３だったのが、９０年代は１：８になったと報告されています。

　１４年近く過ごしたアメリカを離れ、自分が日本に帰国したのが１９９３年でした。

　浦島太郎状態で、日本の状況が把握できない状態でしたが、１９９０年代の日本はガンに対する"がんもどき"騒動（慶応大学病院の近藤誠先生がガンには自然消滅するガンや、一定の大きさで悪さをしないガンもあると提唱した）や、"脳死"問題（人間の死をどの段階で判断するか）で世間が騒いでいた時代だったようです。

　その中でアメリカで注目されていたオメガ3やオメガ6と騒いでも、誰も振り向いてくれなかったのは当然だと思います。

　また最近では、オメガ6は炎症を悪化させるアラキドン酸に転化されることが分かり、話題から姿を消すようになりました。

　今はオメガ3やオメガ9がメインです。

　日本でもやっとオメガ3を豊富に含むサプリメントとしてDHAやEPA、そしてアマニ油（亜麻仁油）も大分マーケットに出回るようになりました。帰国して２４年、やっと世間がオメガ3に注目してくれるようになって嬉しい限りです。

　オメガ3は青魚（サバ、いわし、さけ等）、海藻、青野菜、豆類（大豆、小豆、白花豆等）、亜麻仁油、そしてチアシード（当オフィスでも絶賛販売中）に多く含まれます。

　また最近では"慢性炎症"が重要視されるようになって来ました。三大疾患である"ガン、心疾患、脳疾患"も"慢性炎症"が関係すると提唱する科学者が出てきました。そしてその"慢性炎症"を作り出すのが、飽和脂肪酸（マーガリン、植物油、ショートニング等）だとする研究も発表されています。

　『青魚をたべれば病気にならない』生田哲（ＰＨＰ新書）（写真12）では糖分や植物油が糖尿病、心疾患、ガン、アルツハイマー病、花粉症を増やしていると指摘しています。

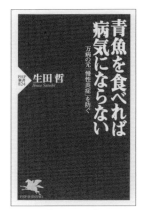

【写真12】

　そこで、炒めものなどの火を使う料理にはオリーブ油（エキストラ・バージンオイル）やキャノーラ油（ナタネ油）を使い、サラダにはアマニ油を使いなさいと勧めています。

　そして砂糖は控え、どうしての時は、黒砂糖を使いなさいと勧めています。

　オメガ3の評価は９０年代から全く変わりません。オメガ3は炎症を抑えるプロスタグランジンを作ることも確認されています。

　不飽和脂肪酸であるオメガ3はホルモンに似たエイ

コサノイドを作る原料となり、炎症を抑えるプロスタグランジンを作ります。

前述したアラキドン酸は、反対に炎症を促すプロスタグランジンを作り出してしまいます。怪我（炎症）をしたら、ブタやウシ、ニワトリではなく、魚を食べてください。

しかし不飽和脂肪酸は酸化しやすいのが難点です。オリーブ油を色の濃いビンに入れてあるのは、日光に弱く、酸化しやすいからです。アマニ油も日光や空気に弱いので、購入したら冷蔵庫で保存して下さい。

ドクターズ・サジェスチョンで販売しているチアシードは種そのものに防腐成分を含みますから、小分けにして持ち運べます。外食する時に、塩やコショウの代わりに、または一緒にかけて食べると手軽にオメガ3を摂取できます。

食物線維も豊富なので、胃の中で膨れますから（7〜10倍になる）、必ず水分を一緒に摂取するように心掛けて下さい。

これからも不飽和脂肪酸はどんどん注目されると予想されます。要チェック食品になることは確実だと思います。

実は『リーディングオイル』のひまし油も必須脂肪酸です。これから新しい事実がどんどん解明されて行くでしょう。

タンパク質について（1）

今回から"タンパク質"のお話しをさせて頂きます。しかし正直言って、少々重い気分でいます。

「タンパク質をどこまで説明できるだろうか？」というのが正直な今の気持ちです。つまり、自分自身がまだタンパク質の本質をしっかりと掴めていないのです。しかしタンパク質を避けて通るわけには行きませんから、自分自身の挑戦という意味でも、頑張ってみ

ようと思います。

まずはタンパク質の語源からご紹介します。古代のギリシャ人はタンパク質を「最も大切な」という意味の「プロト」と呼びました。そしてこれが"プロテイン（タンパク質）"となったのですが、古代からタンパク質の重要性が理解されていたなんて、何とも驚くべき事実です。

実はタンパク質は他の栄養素より、科学的に詳しく解明された物質だとも言われています。ある意味、その通りなのかも知れません。何故なら、今の最先端科学は"タンパク質学"と呼んでも過言ではないからです。ＤＮＡやＲＮＡ、遺伝子もタンパク質と密接な関係を持ちます。

遺伝子からＤＮＡに伝えられた情報は、細胞内の核からリボソームと呼ばれる部分に伝えられ、リボソームに蓄えられた大量のアミノ酸から、体内で必要となるタンパク質が作られるのですから・・・

自分は3大栄養素の炭水化物を「身体のガソリン」、脂肪を「身体のエネルギー貯蔵と免疫」と呼び、タンパク質を「生命そのもの」と呼んでいます。理由は少しずつお分かりになると思います。

体の60％前後は水分で形成されています。しかし20％前後はタンパク質で作られています（固体部分だけでみると75％）。

タンパク質と言われると、皆さんが最初に思い浮かべるのは"お肉"だと思います。もちろん穀類や野菜、そして果物等にも、ある程度のタンパク質が含まれますが、確かに動物のお肉には、私たち人間の栄養素となるタンパク質が沢山詰まっています。

「タンパク質ダイエット」を聞いたことがあります。肉類を主に摂取して、炭水化物を食べないのだそうです。確かに痩せると思いますが、体内の水分が大量に排泄され、その他の理由からも大変危険なのでお止め下さい。追って詳しく説明します。

ここでアミノ酸を説明をしなくてはなりません。

実は自分たちに必要なタンパク質とは、実はアミノ酸で出来ています。ではアミノ酸とタンパク質はどう違うのでしょう。

少々難しくなりますが、アミノ酸はアミノ基（－NH2）とカルボシル基（－COOH）を備えた化合物の総称です。

アミノ酸には炭素（C）、水素（H）、酸素（O）に加え、必ず窒素（N）が含まれ、中には硫黄（S）を含むアミノ酸もあります。

アミノ酸同士の結合をペプチド結合と言います。そして２つ以上のアミノ酸が繋がった状態をペプチドと呼びますが、そのペプチド結合でアミノ酸が数十個以上繋がると、始めてタンパク質と呼ばれます。つまりタンパク質とは、アミノ酸が数十個以上ネックレスのように繋がった状態だと想像して下さい。大きなタンパク質になると、数千から数万個以上のアミノ酸がペプチド結合によって繋がっています。

自然界には５００種類ものアミノ酸が見つかっていますが、私たち人間に必要とされるアミノ酸は２０種類です。またそのうち体の中で作れないアミノ酸は８〜９種類（子供と大人で多少異なります）あり、これを必須アミノ酸と呼びます。つまり体内で再生したり産生できない、食べ物から摂取しなければならないアミノ酸が８〜９種類あるということです。これは脂肪の時にご紹介した必須脂肪酸と同じ意味を持ちます。

私たち人間は約３７兆の細胞（以前は６０兆でしたが２０１３年に改訂）で出来ていますが、それぞれの細胞には、先程ご紹介したリボソームにアミノ酸が、それぞれ８０億個ほど含まれると言われています。

１つの細胞の大きさは、おおよそ１０〜２０ミクロン（μ）ですから１ミリの１００分の１から５０分の１です。その細胞に８０億個のアミノ酸が含まれるのですから、凄い量だと分かります。

そして体は食べ物として摂取したタンパク質を胃や腸から分泌する消化酵素によって、タンパク質やペプチドとしてではなく、わざわざ個々のアミノ酸にまで分解して始めて体内に吸収します。

何故タンパク質やペプチドではなく、わざわざ１個のアミノ酸まで分解して吸収するのでしょう？　それは体内でのタンパク質の働きをご紹介すれば納得が行くと思います。

体内で生産されたタンパク質（またはペプチド）は、生命活動を補う栄養素、筋肉の収縮、呼吸や代謝を補う酵素、免疫の抗体、骨や筋肉や皮膚の構造も、髪の毛や爪もタンパク質、ホルモンやヘモグロビン等々もタンパク質で作られているのです。

「生命そのもの」と呼ぶ由縁です。

このタンパク質は全て２０種類のアミノ酸が配列を複雑に変えて作られているのです。

つまり１個１個のタンパク質は、異なるアミノ酸の配列によって、ホルモンになったり、酵素になったり、筋肉になったりしているのです。

そこに人間とは異なる配列を持った動物や植物のタンパク質が侵入してしまうと大変なことになる可能性があることがお分かりになると思います。

つまり異なる情報が体内に侵入しないように、タンパク質を個々のアミノ酸まで分解する必要があるのです。故に単独のアミノ酸まで分解してから吸収しているのです。

皆さんは「狂牛病」を覚えていますか？　死んだウシを砕いて、生きているウシの餌料として与えた結果、海綿状（スポンジ）脳症になって死んでしまう恐ろしい病気が２０００年の始めに広がり、世界中のウシが殺されました。

これは未だに解決していない事件ですが、生きたウシに死んだウシのタンパク質（プリオン）が侵入したからだと推測されています。

●六大栄養素

しかし前述したようにタンパク質は、そのものとしては吸収されません。原因は今でも解明されていないのです。

タンパク質はいまだに解明されていない部分も沢山あります。次に別の角度からタンパク質を考えてみます。

タンパク質について（２）

タンパク質が数十個以上のアミノ酸がペプチド結合で繋がって出来ているとご紹介しました。

そしてその中の８〜９種類のアミノ酸は、体の中で合成することが出来ず、体外から摂取する必要がある必須アミノ酸であるとも、ご紹介しました。

ここではその必須アミノ酸をみなさんと一緒に覚えてみたいと思います。

自分は記憶するのが苦手で、学生の時は大変だったのを思い出します。学生時代に覚えたはずの多くの情報は、自分の脳の端に追いやられて、もう出てきてくれそうにありません。

そこで友人が良い覚え方を伝授してくれました。この覚え方であれば、そう簡単に忘れそうもなさそうです。

バスト　フリ　イロメ＋ヒスチジン

と覚えるそうです。簡単ですね。
それでは１つずつ行きましょう。

バ：バリン
ス：スレオニン
ト：トリプトファン
フ：フェニルアラニン
リ：リジン
イ：イソロイシン
ロ：ロイシン
メ：メチオニン
そしてヒスチジン[※]

※ヒスチジンは子供の時は体内で作れないので、必須

アノミ酸にいれる場合があります。

上記以外のアミノ酸は体内で作ることができますが、一応ご紹介しておきます。

チロシン
アラニン
グリシン
グルタミン
グルタミン酸
システイン
アスパラギン
プロリン
アルギニン
アスパラギン酸
セリン

です。別に覚える必要はありませんが、何となく頭の中に入れておいて下さい。

では私たちには、１日にどの程度のタンパク質が必要なのでしょう。それは体重１kgに対して１g（0.8〜1.0グラム）と言われています。ですから６０キロの人は、１日に６０グラムのタンパク質を摂取すれば良いことになります。つまり数百グラムもある大きなステーキを食べる必要はないことになります。不必要なアミノ酸（タンパク質）は、脂肪や炭水化物とは異なり、体の中に貯蔵できませんので、排泄しなければなりません。

では余分なタンパク質（アミノ酸）はどうなるのでしょうか。実は肝臓が働いてアミノ酸を分解して単純な尿素（アンモニア）に変換します。しかし尿素は毒性があるので、腎臓がそれを排泄しなくてはなりません。そのために大量の水分を使って血中から尿素を洗い流す必要があります。

つまり大量のタンパク質の代謝は消化系全体に多大な負担をかけ、特に肝臓や腎臓に大きな負担を与えてしまいます。

つまり前にお伝えしたように、「高タンパク質、無炭水化物ダイエット」による体重減少は、体の水分が尿管を通じて大量に出される、つまり排尿過多による

ものです。

　また尿素の排泄がスムーズに行えないと、関節等に尿酸ナトリウムとして蓄積されます。また大量になると血液が酸性になるため、骨内のカルシウムが取り出されてしまいます。

　また排尿時には水分と一緒にカルシウムが排泄され、骨粗鬆症の原因となると言われています。それは動物性タンパク質にはリンが多く含まれ、血液中はリンとカルシウムは１：１の比率を保つ必要があるため、更に骨内のカルシウムが放出されます。またリンの量が増えると、カルシウムがリン酸カルシウムとして結合するため、腸管から吸収されずに、便として排泄されてしまいます。

　例えば木綿の豆腐にはカルシウム１２０ミリグラムに対して、８５ミリグラムのリンが含まれていますが、とり肉の胸肉には、カルシウム３ミリグラムに対して、リンは２１０ミリグラムも含まれているのです。

　このように動物性タンパク質は体に色々な負担を与えているのです。決して食べるなと言っているのではありません。自分もお肉は大好きですから。しかし食べる量と回数は考慮すべきだと思います。

　最近、気が付いたことがあります。

　自分も時々「肉を食べたい」という衝動に襲われる時があります。しかし冷静に考え直してみると、「肉」ではなく、単に"お腹が空いた"ということに気付いたのです。それは「肉」を食べたいと思っても、他のものを食べると、それで満足している自分に気付いたのです。

　１５年程前に、朝起きた時に眠いのは"寝不足"だと気付きました。「そんなことに気付かなかったの？」と笑われると思いますが、それから朝の爽快な目覚めを得られるまで数カ月もかかったのです。

　平日は６〜７時間寝ていたし、週末はもっと寝ていたから、自分は寝不足だったとは思いもよらなかったのです。それが爽快な目覚めを体験してからは、「これが普通なんだ」と分かるようになり、朝起きて眠い日の夜は早めに寝るようになりました。

　自分の「肉食べたい」もきっと「腹が空いた」なのだと思います。皆が皆、一緒だとは思いませんが、一度試してみたら如何ですか？　ひょっとしたら、あなたも自分と同じ「お腹が空いた」を「肉食べたい」と勘違いしているかも知れません。

味覚

　皆さんは味は何種類あるかご存知でしたか。自分は以前にある本『**旨いメシには理由"わけ"がある**』都甲潔（角川oneテーマ２１）（写真13）を読んで驚いたことがあります。

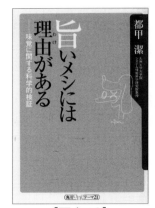
【写真13】

　中国では、最古の医学書「皇帝内経素問（こうていだいけいそもん）」で味を塩味、甘味、酸味、苦味、辛味の５つに分類しています。これは五行説といって全てを木・火・土・金・水の５つに分けて診断する方法で、その分類法は昔から知っていました。ですから自分は、味は５種類に分類されると信じていました。

　しかし本を読んで驚いたのは、現代は辛味は５味に含まれず、何と代わりに「うま味」が入るのだそうです。

１９０８年に東京帝国大学の池田菊苗教授が昆布のダシの成分が、グルタミン酸ナトリウムであると発表したのは有名な話しですが、その「うま味」が５味に入るのだそうです。

　しょっぱい（塩味）、甘い（甘味）、すっぱい（酸味）、苦い（苦味）は何となく分かりますが、「うま味」は何と表現すれば良いのでしょう。"うまい！"でしょうか。うまさは人によって異なるので、たとえ自分が"うまい！"と言っても、他の人にとっては"まずい！"かも知れません。

　濃い味を"うまい"と感じる人もいるでしょうし、薄味を"うまい"と感じる人もいるはずです。何とも不思議な気分になりました。

　本題に戻りましょう。その「うま味」の元は、何とタンパク質（アミノ酸）だったのです。

　グルタミン酸、グルテンも「うま味」を出しますし、グリシン、アラニン、スレオニン、プロリン、セリン、グルタミンは甘味を、フェニルアラニン、チロシン、アルギニン、ロイシン、イソロイシン、バリン、メチオニンは苦味があるそうです。

　ちなみにかつお節のうま味はイノシン酸ナトリウムだそうで、シイタケのうま味はグアニル酸ナトリウムなのだそうです。アミノ酸がうま味を導いていたという事実は驚きですよね。

　次は少々恐いお話し。

　最初のタンパク質の話しでご紹介しましたが"プリオン説"の話しです。プリオンは１９９７年にノーベル生理学・医学賞を受賞したスタンレー・ブルジナー教授が狂牛病の脳から発見したタンパク質の一種で、タンパク質（Protein）と感染症（infection）をくっつけてプリオン（Prion）と名付けました。

　しかしこのブルジナー博士はマスコミを利用して有名になったとして、科学者の間では評判が悪いようで、本当にプリオンが狂牛病の原因であるか、いまだ

に説明がつかない点が多いそうです。

　それは悪さをするプリオンもあるのですが、私たちの体の中には、幾つもの悪さをしない正常なプリオンも存在していることが判明しているからです。

　しかし昔から知られていたクールー病、スクレイビー病、ヤコブ病が同じプリオンが原因とされる狂牛病（ＢＳＥ：Bovine Spongiform Encephalopathy）であったことが、今では判明しています。

　アミノ酸までに分解しないと、体内に吸収できないはずのタンパク質なのに不思議です。プリオン説は、これからも大きな謎として多くの話題を浴びそうです。でも驚いたのは、人間がその狂牛病を発症するまでに潜伏期間が１０～３０年もあるという事実が判明したのを知ったことです。狂牛病が流行ったのは２０００年頃でしたから、これから発症する人がいる可能性があることになります。

　しかもＥＵが発表した狂牛病の危険リストには、日本は発生するリスクが二番目に高いレベル３（発生可能性あり）に載せられているのです。

　一番リスクが高い国はイギリスとポルトガル（レベル４）ですが、日本はそれに次ぐレベル３に属しているのです。同じレベル３に属するフランスやドイツ、イタリアでは、半分以上の国民が肉の摂取を止め、フランスにあるオーガニック認証団体「エコサート」の発表によると、オーガニック野菜の普及率が３００％も増えたそうです。

　ところが日本の政府は、ＥＵ本部のブリュッセルに役人を送り、その事実をもみ消してしまったというのです。私たちはこの事実を、どのように受け止めればよいのでしょう。

　しかも九州大学の立石潤名誉教授によると、正常なプリオンは２５３個のアミノ酸から出来ており、１２９番目のアミノ酸がメチオニンもしくはバリンであるらしいのですが、日本人の９２％がメチオニンらしいのです。

― 43 ―　　　　六大栄養素●

そして狂牛病を発症した人もウシも、１２９番目のアミノ酸がメチオニンだったらしいのです。しかも米国では近年アルツハイマーを発症する人が急増（４００万人）しており、その症状が狂牛病で生じる症状と酷似していると発表されているそうです。

昔は脂肪は悪者でした。それが今では少しずつタンパク質に変わってきているのかも知れません。しかし自分達の体を形成しているのはタンパク質であることは事実です。

日本人はアメリカ人と比較されることが多いように思います。『**肉はも～いらない!!**』でも結腸ガンは肉食の多いアメリカ人より、日本人の方が４倍も少ないと主張しています。でも違う角度から観察してみると、日本人のガンで死ぬ人が右肩上がり増えているのに対して、アメリカ人は減少していることも事実です。日本人の女性も大腸ガンにかかる人が急増しています。これは体温の低下と、便秘が主な原因であると思います。日本人女性の肥満がアメリカ女性のように増えているとは思えません。反対に減っているようにさえ見えます。

日本人男性はどうでしょうか。

男性のガンの一位は肺ガンです。しかしこれは喫煙が原因だとは言い切れません。ＪＴ開設以来、今の日本人の喫煙者は半減しているのです。自分は一番の原因は、毎年恒例となっている検診での胸部のレントゲン検査だと睨んでいます。１年に被爆してよい許容量は１ミリシーベルト以内ですが、胸のレントゲン検査だけで0.7～0.8ミリシーベルトも被爆します。

アメリカの医師会も日本人の肺ガンの５０％以上の原因は、レントゲンやＣＴ検査による被曝だと発表しています。自分も同感です。肉の問題も、検診もよく考えてからご判断下さい。

水について（１）

世の中には不思議なものが山程ありますが、意外かも知れませんが、その不思議なものの一つに"水"があります。「何を言っているの？　水はH_2Oでしょう！　分かっているジャン！」と思われるかも知れません。確かに水はH_2Oですが、それは何も混ざりがない蒸留水（１００％の水）を指します。人工的に作られた蒸留水ではなく、一般の水には、何等かの混合物（ミネラルや他の物質）が必ず含まれています。

地球の７０％は水で構成されており、それを体に置き換えるのなら、体をベストの状態にしておくには、少なくても水分が７０％近くを占める食事を摂る必要があるとも考えることが出来ます。

胎児は体重の約９０％の水分を含み、新生児は８０％が水分です。加齢と共に減少して行き、成人男性では約６０％が水分で、さらに高齢になると５０％台にまで減少してしまいます（ひからびるとはうまい表現ですね）。女性は男性の数字より５％少なく考えれば大丈夫です。それは女性は男性よりも脂肪が多いためです。ですが女性は男性よりも２倍の早さで水分が失われると言われています。つまり女性に便秘が多いのも、水分不足が原因だと考えることができます。

血液の８０％が水分で、尿では通常９５％が水分です。一方、汗は９９％が水分です。

体内の水分量が２％減るだけで喉が渇きます。しかも体内の水分が６％減少すると、水分調整が不能となり、脱水状態に陥ります。また１０％の減少で危機状態になり、２０％を超えると死に到ります。男性と女性の違いを軽く受け止めていると、ひどい目にあいそうです。

何故なら成人は毎日約1.5リットルの尿を排泄しています。また便には0.1リットルの水分が含まれ、誰もが１日に0.6リットルの汗を出し、吐く息にも0.3リットルの水分が含まれています。

●六大栄養素

すると合計で約2.5リットルの水分を1日に排出していることになります。つまり体重が60キロの人が、体重の20％の水分（12リットル）を失うには5日間で事足りてしまいます。

反対に人間は食べ物がなくても、水分だけ補強していれば、2〜3週間は生きられると言われています。

普通の生活をしていれば、食事から約1リットルの水分を摂取することができます。

また炭水化物や脂肪が体内で燃焼されることで、約0.5リットルの水が作られます。すると飲料としての水分は1日に1リットルの水分で済むことになります。皆さんは毎日1リットルの水分をちゃんと補給していますか？

「自分はむくみやすいから」と水分の摂取を嫌がる人がいます。実は体がむくむのは、体内の水分量が多過ぎるのではなく、反対に慢性的な水分不足になっている状態の方が多いのです。今ではアルブミンという、血液やリンパ液に含まれるタンパク質の低下が、むくみの原因の一つであることが分かっています。

体内の水分量が数パーセント減少するだけで、体内での活動が減り、体内の水分量に敏感な脳が「体外に水分を出すな」と指令を出し、汗をかかないようにし、排尿の回数も減らしてしまいます。すると老廃物が体内に停滞することになり、血液循環が悪化して、むくむ原因ともなります。

また体内に充分な水分がなく"脱水症"になると、それが要因となって成人発症型糖尿病（Ⅱ型）、関節炎、喘息、腰痛、白内障、慢性疲労症候群、大腸炎、うつ病、高血圧、高コレステロール血症、腎臓結石、狼瘡、多発性硬化症、筋ジストロフィーが発症する可能性が高まると報告されています。

でも水道水には塩素が入っているので、余り飲みたくないというのが現状でしょう。

分かります。

自分の家でも浄化器で濾過した水を使うようにして

います。中には水を沸騰させてから飲んでいる方もいるようです。確かに水を沸騰させれば塩素は飛んでしまい、殺菌効果もありますが、塩素と有機物が化合してできるトリハロメタンと呼ばれる発ガン性物質が増えてしまいます。そのトリハロメタンを完全に除くためには、15〜20分沸騰させなければなりません。

また水道水には決して取り除けない硝酸態窒素という物質が含まれ、体内に入ると赤血球のヘモグロビンと結合してメトヘモグロビンという物質に変化してしまいます。すると血液は酸素を運べなくなり、乳児の場合は窒息死状態に陥ります。体全体が青く変わるので「ブルーベビー症候群」と呼ばれています（正式にはメトヘモグロビン血症と言います）。

寒い季節になるとインフルエンザが流行りますが、ウイルスであるインフルエンザは乾燥した場所を好みます。だから乾燥した冬の季節に流行るのですね。そこでインフルエンザ対策として水分を補給をして体を潤し、更に加湿器で室温を高める方法があります。また咳や痰が出やすい場合や、喉が痛いときにも水分補給が役に立ちます。

ただインフルエンザは特別な病気ではありません。年間を通して、風邪をこじらせて死亡している人の数と、インフルエンザで亡くなる人数には差はありません。

インフルエンザは高熱を出しますので、焦って薬を飲んでしまいがちですが、熱はインフルエンザのウイルスが上げているのではなく、体がウイルスと闘うために上げているのです。もちろん42度以上の熱が3日以上続くようでしたら、お医者さんに解熱剤を処方してもらうのは良いと思いますが、それ以下でしたら部屋を温めて（加湿器などで）、充分な水分補給をすれば大丈夫だと思います。

反対に数年に一度ぐらいはインフルエンザになって、体温を上げて、常温では殺せない体内に迂回している毒素を解毒してもらえるので、自分は熱が出るのは嬉しいとさえ考えています。

どちらにしても人間の体には、充分な水分が必要だと言うことは確かなようです。

水について（2）

分かっているようで、実は分かっていない水というのが現時点の結論ですが、今まで解明されている情報をお伝えします。

まず体に良い水とはどんな水でしょう。体に良い水の要素というのがあります。

1．油を溶かす力の強い水（界面活性力＝油脂の分解性が高い水）
2．酵素活性を高める水（体内酵素を活性化し、坑酸化物質の力を低下させない水）
3．表面張力の低い水、または水分子の集団（クラスターが小さい水）
　※クラスターについては賛否両論であり、まだ不明な点が多いようです。

次に水の製造処理法による分類をご紹介します。

1．ナチュラルウォーター（Natural Water）：
地下水を原水として、沈澱、濾過、加熱殺菌以外の物理的・化学的処理を行わない水。
2．ナチュラルミネラルウォーター（Natural Mineral Water）：
地下を移動中、地層中の無機塩類（ミネラル成分）が溶解したナチュラルウォーターを原水に、加熱処理していないため、酸素を多く含む水。
3．ミネラルウォーター（Mineral Water）：
品質を安定させるために、ミネラルの調整、曝気（ばくき：酸素を供給）、複数の水源から採水した原水が混合された水。
4．ボトルドウォーター（Bottled Water）：
ナチュラルミネラルウォーター、ミネラルウォーター以外の、水深２００メートル以下にある海洋深層水から作られた水。

この中で最もお勧めはナチュラルミネラルウォーターだそうです。最低でも地下２００メートル以上から摂取した水ほど、水分子クラスターが小さく、酵素の力を発揮させ、界面活性力が高い還元力があり、加熱殺菌していない水なのだそうです。

次は最近ちまたで流行っているヒアルロン酸についての情報です。コラーゲンは細胞同士を結び付けている線維性の結合組織（タンパク質）ですが、老化と水の関係に重要な役割を果たしているのは、ヒアルロン酸です。これはムコ多糖類で、ムコ多糖類は、分子量が数千から数百万にも及ぶ高分子物質で、その中で最も分子量が多いのがヒアルロン酸として知られています。

ヒアルロン酸は、大量の水分を包み込む能力を備えています。何と１グラムで６リットルもの水を保持すると言われています。しかし口から摂取したヒアルロン酸はブドウ糖（単糖または二糖）まで分解されてから小腸から吸収されるので、ヒアルロン酸を一生懸命に摂取しても、体内で再びヒアルロン酸になるとは考え難いのです。

組織に直接、注入（注射などで）すれば効果があるかも知れませんが、サプリメントとして摂るのは余り意味がないかも知れません（これはコラーゲンもタンパク質なので、アミノ酸まで分解されてから吸収されますので同じです）。

続いてアルカリ性と酸性の水についてご紹介します。健康に優れているのはアルカリ性の水です。体は疲れてくると酸性に傾き、中性脂肪や糖分の分解が悪くなってしまいます。しかし、酸性の水は抗菌作用があることが分かっています。風邪の引き始めなどは、弱酸性の水でうがいをすると効果的です。酸性である炭酸水は疲れを和らげる働きはありますが、やはり体を酸性に傾けてしまいますから、長期の飲用はお勧めできません。

次に硬水と軟水についてご紹介します。

硬水とはカルシウムとマグネシウムの含有量が多い（１リットルに２００ミリグラム以上）ミネラルが豊富な水のことです。

●六大栄養素

日本の水は殆どが軟水です。これは国土の起伏が激しく、高地から低地までの水の流れが速いために、地層中のミネラルを吸収する期間が短いためです。一方、硬水が多いヨーロッパ大陸は石灰岩層の地層が多く、平坦な大地が広がっているため、地層に含まれるミネラルを豊富に吸収できるのです。体内のカルシウムは９９％が骨に含まれますが、残りの１％は血液等に維持させる必要があります。日本人に足りない代表的なミネラルは、カルシウムだと言われています。

牛乳を飲んでいるから大丈夫だと思っている人が多いのですが、牛乳にはカゼインというタンパク質が含まれ、カルシウムの吸収を妨げてしまうので、殆ど吸収できないことが判明しています。

日本人は海藻を多く摂取するので、これでミネラルは充分に補給されます。日本人は海藻を消化する酵素がありますが、欧米の人は、海藻を消化する酵素が少ないことが分かっています。反対に日本人の８割近くの人は、牛乳を消化する酵素がありません。母乳を飲んでいるときはあるのですが、離乳してしまうと、乳製品を消化する酵素を膵臓が作るのを止めてしまうのです。

硬水は日本食には合いません。しかし硬水に含まれるカルシウムは１００％近く吸収されますので、特に骨粗鬆症の傾向がある女性や、更年期を迎える女性には日中に硬水を飲むことをお勧めしています。

簡単な検査が出来ます。コンビニで硬水のミネラルウォーターを購入して飲んでみて下さい。もし抵抗なく飲める人はカルシウムが不足している可能性があります。反対に不味くて飲めない人は、おそらく体内のカルシウムは充分であると思われます。

もし抵抗なく飲める人は１日（日中）に５００ミリリットルを目安に、不味く感じるまで毎日飲むことをお勧めします（残りの５００ミリリットルは軟水で構いません）。カルシウムやマグネシウムが豊富な硬水は、脳硬塞や心筋梗塞を防ぐことが知られています。

時々硬水を飲んでみて下さい。素直に受けつけることができたら、あなたの体は、カルシウムなどのミネラルが不足している可能性があります。

水と鉱石

もう少しだけお水の話しをさせて下さい。何故なら、水は自分達にとってとても大切なものだと思うからです。日本が世界一の長寿国になったのも、日本にある豊かな水のおかげだと考えています。

自分はアメリカのロスアンゼルスに１２年以上住んでいましたが、ロスアンゼルスは元々は砂漠帯ですので、水道水は５００キロほど離れたサンフランシスコからパイプ輸送されていました。その長い道のりを一定した水質を保つために、数多くの化学薬品が入れられています。そのためか、長年シャワーを浴び続けていた毛髪は茶色になり、何時も「染めているの？」と聞かれていました。お風呂に入ろうとバスタブにお湯をはると、真っ白い色になります。溜め終わって暫く待つと、やっと透明のお湯になります。何時も入るのをためらっていた程です。

もちろん水道水は料理には使えません。どの家もミネラルウォーターを配達してもらっていました。

当然ながら飲むことも出来ません。このような生活はロスアンゼルスだけでなく、世界中の傾向ともいえるのです。日本のように、どこでも安心して水が飲めるような国は珍しいのです。

しかし、その恵まれた生活をしている日本人で、お水のありがたさを感じている人は少ないような気がします。もう一度、水の大切さを認識すべきだと思います。ここでパワーストーンをご紹介します。パワーストーンとは、鉱石で作る「奇跡の水」のことです。鉱石を入れた容器（水壺）に水を入れて、鉱石に含まれるミネラルを溶かし出して、飲み水や料理に用いる方法です。

ただ何リットルの水に対してどれだけの鉱石を入れ

るのか、またどれだけの期間で効果をもたらすかなどの科学的な証明は成されていません。鉱石は自分のオフィスでも試してみたいと前々から考えているのですが、まだ実行に到っていません。

ここで幾つかのパワーストーンをご紹介します。皆さんも試してみて下さい。

■麦飯石（ばくはんせき）

石英斑岩の一つで、麦飯のような色合いから命名されたそうです。カルシウム、マグネシウム、マンガン、鉄分を豊富に含みます。

水に浸すとミネラルだけが溶け出す性質があります。中国では「薬石」と呼ばれ、皮膚病や吹き出物、神経痛、リウマチ、腰痛、肩凝り、しもやけに効用があるそうです。オフィスで試したい石の一つです。

■ネオジウム磁石（じせき）

ネオジウムは磁石で水を活性化させるそうです。この石で磁気処理をした水で野菜を育てると、色付きや完熟が進むそうで、虚弱体質の改善にも効果的だそうですが、毎日の生活で常飲するのはどうか考え中です。

■角閃石（かくせんせき）

カルシウム、マグネシウム、鉄分、アルミニウム、ナトリウム、カリウムなどのミネラルが豊富で、水をアルカリ性に変える性質を持ちます。除菌、脱臭効果もあり、疲労の改善に役立つそうです。アルミニウムが身体に必要かどうか分からないので、この石も考え中です。

■トルマリン

別名「電気石」と呼ばれ、電気を発する鉱石として知られています。活性酸素と有害物質を体外に押し出すと共に、脂肪肝や疲労に効くそうです。静電気を発しやすい体質の人には向かないかも知れません。

■花崗岩（かこうがん）

火成岩の一種で、石炭や長石などの鉱物が含まれ、ミネラルも豊富です。国内の名水は花崗岩の層を通って生まれるものが多いそうです。

健康維持全般に良いそうで、注目している鉱石です。銀座の歩道にも花崗岩が使われていると聞いています。

■医王石（いおうせき）

別名「戸室石」とも呼ばれ、海底に堆積していた鉱石で、ミネラルのバランスが整っているそうです。マイナスイオンを放出する性質も持つようです。麦飯石と同様の効果があるのと、肌荒れにも良いそうです。花崗岩と並んで、注目している鉱石でもあり、近日中に購入する予定でいます。

■黒曜石（こくようせき）

火山の岩石が急激に冷えることによって作られる岩石だそうです。浄化、殺菌作用もあり、遠赤外線を出します。

このように日本には色々な鉱石があります。自然なものを使って健康になるという方法は、一番利に叶った方法で、副作用は考え難いと思います。数年前から鉱石に注目して、時間があるときはネットで検索していましたが、今回を機に実行に移りたいと考えています。飲み水は大切な部分だと思います。

確かに市販されている水は「ガソリンより高い」と指摘する人たちもいますが、日常で飲む水は気を付けたいと思います。ちょっとした間違いを1日に数回であっても、それが毎週、毎月、毎年になれば、莫大な量となります。

これは当オフィスにいらしている方に、常に注意していることです。食べ物だけでなく、普段の生活習慣でも同じです。1日に数分程度しか行わない動作や、体勢、間違った姿勢でも、それが毎日、毎週、毎月、毎年と繰り返すことで、多くの人は腰痛や肩凝り、頭痛等の原因となり得るのです。

多くの人は「ゴルフをして痛めた」とか「重いものを持った」と訴えますが、それはスイッチが入っただけで、原因は以前からの積み重ねなのです。ゴルフをしている全ての人に腰痛が起こりますか？　誰でも同

じ重いものを持って痛めていますか？

　食べ物も同じです。間違った飲食を続けることで、最終的に体は悲鳴を上げます。ちょっとしたことの積み重ね、出来れば良いことの積み重ねで健康を手に入れる方が得策だと思うのです。ここで塩素が入ったお風呂から身を守る方法をご紹介します。

　出がらしの緑茶をガーゼに包んで浴槽に入れるか、パック入り緑茶を入れて数回浴槽全体を撹拌する。

　緑茶に入ったビタミンCとカテチンが塩素を無害な塩素イオンにしてくれます。

　別の方法としては、ダイコンやニンジンの葉を浮かべて撹拌する方法もありますし、土手に生えているヨモギも代用として使えます。

　昔からの方法としては、ミカン等の柑橘類の皮を浮かべて撹拌する方法もあります。

　是非お試し下さい。

MEMO

ビタミンとミネラル

ビタミン概要

これでやっとビタミンのお話しになります。ビタミンとは一体何なのでしょう。

ビタミンは体に必要となる**有機化合物**で、体内では合成することが出来ない物質です。

ミネラルは体に必要な体内で合成できない**無機化合物**と説明されます。

もちろん幾つかのビタミンは体内で作られますが、それは腸に含まれるバクテリアが作っているのが殆どですから、正確には体が作っているとは言えません。

「ビフィズス菌などの善玉筋を沢山摂ろうね」というのは、彼ら（善玉菌）が体の中でビタミンKや幾つかのビタミンB群を作ってくれるからです。

またビタミンDも体内で作られますが、これも皮膚から紫外線を浴びないと作れないので、正確には、全てを体の中で独自に作っているとは言えません。乱暴な言い方をすると、紫外線さえ浴びていれば、ビタミンDを摂取する必要はないとも言えますが、皮膚に含まれるコレステロールとの複雑な関係もありますので、一言で紫外線さえ浴びていれば、ビタミンDを摂取する必要はないとは言い切れないのです。

別の表現をしてみましょう。体の中では、**酵素**と呼ばれる大切な物質が作られています。
酵素は消化を含めて、体内の物質を化学的に合成したり、合成を助けてスピードを速める物質です。体内に摂取された３大栄養素（炭水化物、脂肪、タンパク質）は酵素がないと消化／吸収できません。

酵素は重要な部分（酵素の前駆体となるアポ酵素）までは、肝臓などで作ることは出来るのですが、体外から摂取したビタミンがないと完成した酵素には成りません。ビタミンは体内に入ると加工され、補酵素となります。そしてアポ酵素と結合して、初めて"酵素"活性が起こり、３大栄養素を消化／吸収することが可能になります。

分かりやすい例がありますのでご紹介します。

皆さんご存知の糖尿病を思い浮かべて下さい。糖尿病は膵臓でインスリンが作れなくなり、摂取した糖分が吸収できなくなって、血糖値が異常に高くなってしまい、緑内障や末端壊死、腎不全などを引き起こす恐ろしい疾患です。しかし、そのインスリンを製造している膵臓は、もう一つ大きな仕事をしています。

実は３大栄養素を消化する時に必要な"消化酵素"を作っているのです。ですから膵臓が衰弱してしまうと、３大栄養素を消化するときに必要となる酵素が作ることができなくなってしまうのです。つまりどれだけ栄養を摂っても消化できなくなります。

多くの人は「アーそれでかあ」と頷くと思います。多くの糖尿病（特にII型）の人を観察してみると、最初は太っていたのに、糖尿病になったら段々痩せてしまう人を見た経験があると思います。そうなのです。

多くの糖尿病の人は膵臓が衰弱して、栄養素を消化する酵素が作れないため、どれだけ食べても消化／吸収できない状態に陥ってしまうのです。

時々「俺はどれだけ食べても太らない」と豪語する

人や、「少しでも食べると太ってしまうの」と嘆く人に会いますが、自分にしたら、後者の方が健康だと思います。食べた栄養分が、きちんと消化／吸収されているのですから、膵臓がしっかりと消化酵素を分泌していることになります。

反体にどれだけ食べても太ることができない人は、膵臓の機能が落ちている可能性がありますから、こちらも一概には言えませんが、どちらかといったら不健康だと言えるかも知れません（もちろん消化／吸収された栄養素をどんどんエネルギーに変換してエネルギッシュに動き回っている人は例外です）。

ビタミンの話しに戻ります。

ビタミンは大きくA、B群、C、D、E、Kに分類されます（FやHもありますが、少々複雑なので後で説明します）。よく尿の色が黄色になると、ビタミンCの摂り過ぎだと思う人がいますが、ビタミンCは黄色ではありません。色のついたビタミンは黄色のビタミンB2と、僅かに赤色になるB12だけで、他は殆ど無色です。

尿の色の話しを少しだけ加えておきます。健康な尿は僅かに黄色がかった色だと言われています。ほとんど無色の場合は、糖尿病や多尿、尿崩症が疑われ、赤色だと血尿（鮮明な血に近い赤は尿路に近い部分で、濃い土色に近い場合は、腎臓などもっと深い部分）や溶血性貧血や薬物の影響が疑われます。中には細菌感染による緑色や、投薬（エパンスブルーやメチレンブルーなど）による青色などもありますからご注意下さい。

またよくビタミン剤には「所要量」という説明があります。所要量とは、"最少必要量"プラス"安全量"のことで、欠乏症にならないための最低限の目安です。また「薬用量」と提示されていることもありますが、薬用量とは病気や予防や治療のための量です。「保険量」と提示されることもありますが、これは「所要量」と「薬用量」の間の量で、良い健康状態を保つ為の量のことです。私たちは「所要量」の2〜3倍を目

安にしたら良いと思います。

またビタミンを体内で貯蔵できる量や有効に利用できる量を「飽和量」と呼びますが、これは個人で異なるので、余り目安にはなりません。ちなみに飽和量を超えて水溶性のビタミンが体外に排泄される現象は洪水現象と呼んでいます。

ビタミンが発見されてから、まだ100年余りしか歴史がありません。つまり分かっていない部分が、まだまだ多くあるというのが現状です。

ビタミンA

今まで多くの栄養学に関する本を読み、自分なりにノートを作成してきたのですが、特定のビタミンやミネラルを多く含む個々の食品の名前を、どうしても覚えられません。以前は、どうしてだろうと真剣に悩んでいました。記憶力の乏しさは自覚していますが、どうしても素直に頭の中に入らないのです。何回も試みても脳裏に収まりません。

自分の大脳皮質は、食品名を記憶する能力に欠けているのではと本気で悩みました（食品名記憶欠乏症！？）。しかし、ある時に「アッそうかぁ！　そうだったんだぁ！」と気付きました。

それは普段、自分自身で食事を作る機会が少ないことと、栄養や健康を意識しながら買い物をしていないこと（缶詰めなどの加工品はラベルを見ていますが）。これでは覚えるのは無理だと悟りました。

覚えようとする気がないのです。

毎月々、何一つ考えずに奥さんが出してくれたものを食べ、自分で何を食べるべきかを考えたことが無いのです。もちろん外食する時は何を食べるべきか（というより、何を食べないようにするか）を考えます。しかし毎日の食事は、奥さんが用意してくれたものを、何も考えずに美味しく食べていたのです。しかも安心して100％信用して食べていたのです。

お昼も奥さんの手作りのお弁当を何も考えずに食べ

ていますので、これでは食べ物に含まれる栄養素を覚えることなど無理だと気付きました（改めて奥さんに深く深く感謝）。外食することも減多にありません。

当オフィスの界隈は、美味しいお店が沢山あることで知られています。幾つもの有名なラーメン屋さん（新宿や池袋を制するラーメン屋は、日本を制すると言われているそうです）、お寿司屋さん、焼肉屋さん、焼き鳥屋さん、有名な居酒屋もあります。患者さんの中には、治療前や後に、その有名店に出向くことを楽しみにしている方もいるようです。

外食をしないので、その有名店に行ったことは殆どありません。でもこの先、数十年はこの界隈にいると思うので、いつかは行く機会もあるだろうと気楽に考えています。

それではビタミンＡをご紹介します。
ビタミンＡは脂溶性で、消化管から吸収されるにはミネラルや脂肪が必要になります。ビタミンＡは動物のみに存在します。

１日の最少必要量は成人男性で１５ｍｇ、成人女性は１０ｍｇ前後ですが、摂取量が６０ｍｇを超えると、脊髄液の分泌を刺激して、脳脊髄液の増加が脳圧を高め、結果として頭痛や吐き気を起こすと言われています。

そこでお勧めはβカロチンです。βカロチンはプロビタミンＡと呼ばれ、体が必要に応じてビタミンＡに転換します。しかもβカロチンは動物と植物の両方に含まれますから、体が必要とするビタミンＡは、βカロチンとして摂取するのがお勧めです。またβカロチンは抗酸化性が高く、発ガン抑制作用もあると言われています。

一方、疫学調査ではビタミンＡを長年（〜１０年）摂取すると、ガンが発生する可能性が高まると報告されていますので、栄養素としてビタミンＡを摂取したい時は、βカロチンがお勧めです。大量のβカロチンの摂取は、余り問題はないのですが、皮膚がオレンジ色になります。子供の頃に冬にミカンを大量に食べて、手足がオレンジ色になったのを覚えています。

ビタミンＡは夜盲症、視力低下の治療を補助し、皮膚や粘膜、または臓器の外層の健康を維持すると共に、老斑をなくします。

特に粘膜が存在する目の結膜、鼻、気管、胃、腸、膀胱、尿路を正常に動かし、異常に増殖した細胞を元に戻す作用があると言われています。またミネラルの吸収を補助したり、リンパ球の発生にも必要となります。

ですからビタミンＡが不足すると、
★夜盲
★成長の停止
★眼球乾燥
★食欲不振
★ニキビ
★感染症
★嗅覚喪失
★上皮細胞組織の角質化
　が起こります。

βカロチンは２つのビタミンＡ分子がドッキングした構造で、しかもビタミンＡに期待する効果は残らず備え持っています。またβカロチンは、酸素値が低い組織でも抗酸化作用を発揮すると報告されています。

βカロチンは緑色、黄色、オレンジ色の果物や野菜の色を作り出しています。身体はビタミンＡの必要性に応じてβカロチンを変換するフィードバック機能を備え持つので、βカロチンを摂り過ぎても、身体に悪い影響を与えることはないと言われてきましたが、最近ではβカロチンの長期に渡る摂取もガンになる率を高めるという報告もでています。

問題の食品ですが、βカロチンはニンジン、パセリ、春菊、シソの葉、パパイヤ、マンゴに多く含まれているそうです。ビタミンＡは、魚の肝油、レバー、ウナギの肝、バター、卵に豊富に含まれています。

ビタミンとミネラル

当オフィスではビタミンＡだけの単体のサプリメントは置いてありません。症状を緩和させる為の短期間のビタミンＡ摂取は構わないと思いますが、どちらにしてもβカロチンとして摂取する方法をお勧めします。でなければ、食べ物から摂取する方法が適していると思います。

サプリメントは症状を緩和させる目的で、短期摂取を勧めています。特に脂溶性のビタミンの長期に渡る摂取は、何等かの特別な理由が無い限りは、お勧めしておりません。複合ビタミン剤を毎日大量に摂取している方がおられますが、成分をよく確認して下さい。

ビタミンB1

次にビタミンB1をご紹介します。

B群には多くの仲間があり、数字で現わすものだけでも1、2、3、5、6、12と、6種類もあります。何故、数字が飛ぶかと言いますと、後に同じ種類だと判明したものが消去され、現段階では数字で現わすビタミンB群は、この6種類になっています。また数字がつかないB群もありますので、後で説明します。

ここではビタミンB1をご紹介しますが、B1は別名チアミンまたはサイアミンと呼ばれることもあります。一日に必要とされる量は、成人は1mg前後ですが、体内貯蔵量は少ないので、毎日補給したい栄養分でもあります。

基本的に水溶性のビタミンで、硫黄を含むアミン化合物です。弱酸性の状態で安定しますが、アルカリ性で分解してしまう特徴があります。

ビタミンB1はエネルギー代謝に必須な物質で、以前にご紹介した体のエネルギー源となるＡＴＰを作るクエン酸サイクルに必須となる物質です。また成長を促進したり、炭水化物の消化を補助します。また神経系、精神状態の改善や、帯状泡疹の治療にも使われています。加えて甲状腺ホルモンを作る際にビタミンB1が必要になることも分かっています。

ビタミンB1が不足すると、

★四肢のしびれやうずき

★全体的な筋骨格虚弱（筋線維痛に似ているのでご注意を）

★低血圧や目眩

がビタミンB1不足の最初のサインです。

ビタミンB1不足による疾患で、最初に思い浮かぶのが"脚気"だと思います。一度は聞いたことがある病名でしょう。英語ではベリベリ（beriberi）と呼びます。脚気は末梢神経障害や心不全を引き起こす恐ろしい疾患です。

その他にも多発性神経炎、便秘、食欲不振、胃腸障害、記憶力低下、筋の痙攣、むくみ、疲労感、血圧異常、心肥大などもあります。

「なめたらアカン！　ビタミンB1不足！」と強調しておきます。たかがビタミンBと考えるでしょうが、実は日本はビタミンB1不足で、多くの人の命が奪われているのです。

ビタミンB1はお米の胚芽に多く含まれているのですが、平安時代から江戸時代にかけて精米した白米を食べる習慣（上層階級）が出来てから、多くの人がビタミンB1不足で命を奪われた歴史があるのです（"江戸患い"と呼ばれて恐ろしがられていた）。そして江戸時代に蕎麦が普及したのは、ビタミンB1を多く含んでいたからだそうです。

更に調べてみましたら、大正期以降、ビタミンB1を含まない精製された白米が普及すると共に多くの患者を出し、結核と並ぶ二大国民病と呼ばれていたそうです。そして何と大正末期は年間2万5千人もの死亡者を出しています。今の日本において交通事故で亡くなる人数が年間1万人前後であることを考えたら、かなりの人数だと言えます。

しかも大正末期の日本人の人口は、今から比べたらかなり少なかった筈だと思い、調べましたら5千9百万人（大正14年）でした。つまり現在の半

●ビタミンとミネラル

分ですから、今なら5万人の命が奪われることになります。

栄養が豊富になった現代に、ビタミンB1不足や脚気など関係ないと思うかも知れませんが、トンでもございません。今でも多くの人がビタミンB1不足で多くの症状に悩まされています。

1975年（昭和50年）以降、栄養成分の偏ったジャンクフードの普及で、何と脚気が再発しているのです。またアルコールを分解するためにビタミンB1が消費されることも判明しており、アルコール依存症の患者のビタミンB1不足も判明しています（耳が痛いのですが、自分はビタミンB群のサプリメントを摂取してます）。

当オフィスではビタミンB1単独のサプリメントは使っていません。B群はお互いに助け合うことが分かっているので、複合B群を使用しています。

時々、痛い場所が動く人がいます。少し前は左膝、数日前は右手、今日は踵など、痛い場所が変化する人がいます。また原因不明の痛みに襲われる人もいます。神経学的に説明がつかない痛みに襲われる人には、必ずビタミンB群の検査を行います。すると多くの人はビタミンB群に反応するのです。症状が緩和するまでは、サプリメントでビタミンB群を摂ってもらうように指導しています。

基本的には、食事の見直しが大切です。食べ物としては、ビール酵母、米ぬか、肝、胚芽、小麦全粒粉、ピーナッツ、豚肉、殆どの緑黄色野菜に含まれているそうです。

ビタミンB2

ビタミンB2はリボフラビン、またはラクトフラビンとも呼ばれます。ビタミンB2は水溶性のビタミンで、熱や酸に強く、通常の調理では失われない性質を持ちます。昔は成長因子として知られ、ビタミンGと呼ばれていたこともあるそうです。

基本的には成長と生殖の補助をしますが、3大栄養素（炭水化物、脂肪、タンパク質）の代謝、呼吸、赤血球の形成、抗体の産生にも必要です。また正常な甲状腺の活性や維持、皮膚、爪、頭髪などの健康維持にも不可欠であることも判明しています。

多くの目の疾患の予防や治療にも役立ち、目の充血や、乾燥、かゆみ、眼精疲労にも効果があることも分かっています。成人男子には1日に1.2mg、成人女性は1.0mgの摂取が勧められています。そしてビタミンB2は尿の色を黄色にします。よくビタミンCを大量に摂取すると、尿が黄色くなると聞くことがありますが、ビタミンCは無色ですので、尿の色が黄色くなることはありません。

ちなみに正常な健康な尿は、少し黄色い状態です。無色ではありませんのでご注意を。

ビタミンB2が不足すると多くの症状が現われます。

★成長の遅延や早期老化
★白内障や角膜炎などの眼の障害
★口角炎や口内炎、咽頭痛などの口腔疾患
★生殖器の炎症や痒みと胃腸障害
★筋の痙攣
★経口避妊薬はB2、B6のレベルを減少させる
★アルコールはB1、B2、Cのレベルを減少させる
　等々、様々な問題を引き起こします。

では過剰にビタミンB2を摂取したらどうでしょう。1日に必要な量よりも数百倍レベルを長期続けても無害であることが分かっていますが、1日に400mg以上摂取すると、下痢や多尿が起こるそうです。しかしそんなに摂取する人は多分いませんので、まず無害だと考えてよさそうです。

ここで体験談をご紹介します。自分には父親から受け継いだ"痛風"があります。

最初に発症したのはカイロプラクティックの大学にいた頃で、何故か大きなテストが終わって、数日経つと発症していました。酷い頃は1年に2〜3回も発症していました。

アメリカでの車社会による運動不足、ストレス、食べ過ぎが引き金だったと思っています。

もちろん薬は一切服用していません。

帰国して電車通勤に変わったお陰で、体重が直ぐに10キロ以上減少したことが幸いして、発症は1年に1回程度に減りました。しかし治せないのは悔しいことではありませんか。何とか自然な方法で治せないかと地団駄を踏む生活でした。

それがある時に思い付いたのです。痛風になりますと、もちろん足首や膝がゾウさんの様に膨れ上がり、歩くなんてとんでもない程の痛みが数日続きます。するとオレンジ色に近い尿が発症してから2～3日続くことに気付きました。

しかも暫く観察していると（数十秒程度）、徐々にオレンジ色の成分が分離して、便器の底に沈澱して行くのです（変態ではありません。研究者としての観察ですのでご注意を）。「ハハア、これが尿酸に違いない。体は炎症を起こして体内に蓄積した尿酸を出しているのだろう」と考えました。

考えてみると、通常の自分の尿は無色に近い状態でした。つまり体内で作られた尿酸をうまく排泄できていないと考えることが出来ます。そこで思い付いたのがビタミンB群の摂取です。他の人の勧めもあり、ビタミンB群をサプリメントで摂取することにしました。

するとどうでしょう。摂取し始めて数週間で、時々、痛風を発症した時に見られる尿が出るようになったのです。毎日ではないのですが、特に昼食を摂った数時間後によく観察できるようになりました。以来、2年以上ビタミンB群を摂っています。

始めて数カ月後に痛風の発症が1度だけありましたが、それ以後は発症していません。もう一つの発見があります。去年は2回も肋骨にヒビが入り、左手首と肘の腱鞘炎も体験しました。要するにヒビや腱鞘炎による炎症です。

するとどうでしょう。炎症が起こると、尿の色がオレンジ色になるのです。やはり身体は体内に蓄積した尿酸を炎症を起こすことで、体外に排泄していたのです。

十年以上前に通風の炎症を抑えるために、内科の先生に抗炎症鎮痛剤を処方してもらった時に「そうやって小出しに出していた方が良いんだよ」と冗談か本気か分からないことを言われたことがあります。でも今では、それは本当のことだと考えています。体はわざと炎症を起こして、体内に蓄積した尿酸を排泄しているに違いないと。そして、それを補助するのがビタミンB群だと考えるようになりました。

尿酸を体外に排泄する補助をしているのがビタミンB2なのか、他のB群かは不明です。これからも自分の体を使って観察を続けるつもりですが、今ではB群が体内に蓄積した尿酸を排泄する上で、とても重要な働きをしていると確信しています。毎日、午後になると黄色い尿が集中して出ます。暫く観察していると分離して、便器の底に沈澱しますので、水溶性のビタミンB2だけではないことは明らかです。また何か新しい発見がありましたらご報告します。

痛風を抱えている人は、是非お試し下さい。

発症歴が長い人は、おそらくビタミンB群の摂取を始めてから、尿酸がコンスタントに排泄されるまでには時間がかかります。半年から1年を目安に続けて下さい。きっと同じ体験をするだろうと思います。

ちなみにビタミンB2を豊富に含む食べ物は、レバー、ウナギ、シジミ、卵、ししゃも、イワシ、サバ、タラコ、チーズ、干しシイタケ、アーモンド、納豆、だそうです。

●ビタミンとミネラル

ビタミンB3

　ビタミンB3は、ニコチン酸とニコチン酸アミドの総称で、ナイアシンとも呼ばれます。他のビタミンB群と同じく水溶性で、熱に強く、炭水化物、脂質、タンパク質の代謝に不可欠な物質です。

　必要摂取量は１日に成人男子で１４～１７mg、成人女子で１２～１３mgですが、１００mgを過ぎると、肝障害などの過剰障害を起こす可能性がありますのでご注意を。

　一度に大量のナイアシンを摂取すると、ヒスタミンが放出されるために、皮膚の紅潮や軽い痺れ感が起こりますが、一時的なものなので１５分から２０分程度で消失します。これをナイアシン・フラッシュと呼びます。

　以前、サプリメントに大量のナイアシンを入れ、「サプリメントを摂った効き目を実感することができます」との唱い文句で営業していた、外国製のサプリメントを販売していた会社がありました。騙されないように充分にご注意を。

　適量のナイアシンは尿酸値を下げて、胃酸産出を増やし、痛風に効果があると書かれた本が何冊かありました。しかし、反対に高用量では尿酸を上昇させる恐れがあるので、痛風の場合は注意が必要と書かれた記事もありました。

　前回ご紹介したビタミンB2と併用することで、尿酸を体外に排泄しているのかも知れません。どちらにしても、大量摂取は避けた方が良さそうです。

　生体内では、善玉の腸内細菌によって必須アミノ酸であるトリプトファンからナイアシンを作り出すことも出来ます。
　ナイアシンは消化系の働きを促進、胃腸障害や神経障害を緩和させ、血液循環を増長（血管拡張）させますので、レイノー現象や偏頭痛、メニエール症候群を緩和させます。また口腔／唇炎を緩和させる働きも備

え持ちます。更に統合失調症の治療にも効果があるとされています。

　ナイアシンが欠乏すると、胃腸障害や露出部の落屑を伴う赤斑、神経および精神障害を特徴とするペラグラが有名です。

　ペラグラはトウモロコシを主食とする南米の国でよく見られます（トウモロコシに含まれるロイシンがトリプトファンをナイアシンに変換する酵素を阻害する）。また粗食やアルコール中毒でもペラグラが発症すると報告されています。

　その他のナイアシン欠乏による症状としては、
★皮膚炎
★胃炎
★神経性消化不良
★口臭
★下痢
★神経過敏
★舌が赤く腫れ上がりヒリヒリする
★踵の灼熱感
★手掌や足底の発赤
★視力のぼやけ
　などが報告されています。

　またビタミンB6の欠乏が、ナイアシンの欠乏を促進すると報告されています。しつこいようですが、ビタミンB群は、単体で摂るよりも、お互いに助け合う面があるので、複合体として摂取した方が良さそうです。

　ナイアシンを多く含む食べ物は、カツオ、サバ、ブリ、イワシ、マグロ、シラス干し、タラコ、シジミ、ウナギが上げられています。こうして見ると、魚類に多く含まれていることが分かります。日本人は魚を食べる習慣があります。昔からの知恵なのでしょうね。
　昔からの教えを大切に守り、次世代の人達に引き継いで行くのも私達の役目なのでしょうね。

ビタミンB5

　これからビタミンB5をご紹介しますが、その前に少し復習をかねてビタミンB群について説明します。これまでにビタミンB1、2、3とご紹介してきましたが、ビタミンB群はどうして多くの種類があり、半端な数で示されるのでしょう。

　以前にも少し触れましたが、「水に溶ける」という性質と、「炭水化物をエネルギーに変換する」という2つの性質を持つビタミンを全てビタミンB群としたのです。最初にビタミンB1が1910年代に発見された後、科学者の間でビタミンB群の発見ブームが始まり、色々なビタミンBが発見されました。それで1から12まで発表されたことになります。

　しかし後にカビなどの代謝に関係はあっても、人間には必要ないビタミンBが見直され、現在に認められているB1、2、3、5、6、12となったのです。

　水に溶けて、炭水化物の代謝に必要な要素を持つビタミンがB群という訳です。その後にもB群が発見されていますが、数字を用いずに、その名前のまま呼ばれています（例えば、葉酸、コリン、ビオチン等）。

　水溶性のビタミンとしては、もう一つビタミンCがありますが、また後で詳しくご紹介します。

　ではビタミンB5をご紹介します。B5は別名、パントテン酸と呼ばれます。B5は副腎皮質から作られるホルモンに不可欠な物質として知られています（これはビタミンCも同じです）。

　老化抑制作用として注目される成長ホルモンに必要なビタミンですし、またストレスに対応するホルモンや、性ホルモンの生産に関わるビタミンでもあります。また補酵素であるCoAの構成成分として知られています。さらに抗体の合成にも関わります。

　その他にも消化機能を正常に保ったり、アレルギーを起こし難くするなど多くの作用が認められています。他のビタミンB群と同様に、善玉腸内細菌によっ

ても作られますが、抗生物質などの服用で不足する可能性があります。

　しかしビタミンB5は多くの食材に含まれ、また摂取しやすいビタミンですので、欠乏することは少ないと指摘されています。

　それは語源からも分かります。語源はギリシャ語で「至るところに存在する酸」という意味だそうです。ちなみにビタミンB5が発見されたのは1931年です。成人に必要なビタミンB5は1日に約5～10mgですが、妊婦や子供には少々多めが勧められています。

　一般には、うつ病や各種の恐怖症、精神的なストレスや高コレステロール血症、エリテマトーデスや関節リウマチにも、1日200～500mg程度が処方されていますが、1日に2,000mg以上の摂取量は注意が必要です。

　不足すると、
★低血糖症
★十二指腸潰瘍
★血液や皮膚の障害
★感染症
★うつ病
★不眠
★副腎皮質機能低下による免疫力の低下
★アレルギー
★皮膚の灼熱感
　などが起こります。

　ビタミンB5が多く含まれる食品は、肉類、無精製の穀類、小麦胚芽、緑色野菜、ビール酵母、ピーナッツ、大豆などです。語源通り、多くの食品に含まれています。特別な症状がない限り、日常生活で心配する必要は余り無さそうです。

●ビタミンとミネラル

ビタミンB6

ビタミンB6は、一般的にピリドキシンと呼ばれ、他のビタミンB群と同様に、水溶性の生理活性物質として働いています。他の多くのビタミンB群と同様に、腸内細菌によって合成されることも判明していますが、他のビタミンB群と同じく、抗生物質の乱用や、腸内環境の乱れで不足することがあります。

体内での作用としては、他のB群と同じく、炭水化物のエネルギー変換に必要となると共に、多くの酵素の補助因子としての働きや、円滑な筋機能や神経伝達に必要とされ、不足することで痙攣やてんかん発作が生じます。また赤血球の産生にも不可欠な物質なので、貧血との関係もあります。

代表的な作用として、まず第一に挙げられるのは、"つわり"を緩和させることです。吐き気や嘔吐（吐き気）を伴う"つわり"に対して、マグネシウムと組み合わせることで、妊娠中毒症を緩和します。またビタミンB6はPMS（月経前症候群）や鬱、小児自閉症、喘息（マグネシウムとビタミンC、必須脂肪酸を兼用）などにも使われています。

その他にも"ギンナン食中毒"と"中華料理店症候群"と関与していることで知られています。

● ギンナン食中毒

秋の名物であるイチョウに成るギンナンには、4-O-チルピリドキシンと呼ばれるビタミンB6に拮抗する物質が含まれています。これがビタミンB6欠乏症を引き起こし、脳内でグルタミン酸が酵素反応で作るGABAの生成を阻害して、強直性や痙攣を引き起こすことがあり、希に意識を失ったり、死亡例も報告されています。GABAは抑制性の神経伝達物質として脳内で生成されている必要不可欠な物質です。大人の場合は、かなりの数のギンナンを摂取しないと食中毒にはならないと報告されています（5～6個で発生した症例もあります）が、食中毒の7割が5歳未満に発生しているようです。自分も大好物のギンナンですが、ほどほどにしなければいけません。

● 中華料理店症候群
（別名："グルタミン酸ナトリウム症候群"）

中華料理店症候群は、頭痛、顔面紅潮、発汗、顔面や唇の圧迫感を主な症状とします。自分の友人は脊柱の圧迫感を訴えますし、自分自身も大量の痰が発生するという経験があります。基本的にはグルタミン酸ナトリウム（味の素）の大量摂取が原因だと考えられていますが、医学的には完全に証明されていないようです。

しかしグルタミン酸ナトリウムを大量に使用している料理店に行く前に、成人男子で1日に必要とされるビタミンB6（1.4～2g）を摂取すれば、症状を緩和させる有効性があると報告されています。

ビタミンB6の欠乏による症状としては、
★手根管症候群
★貧血
★脂漏性皮膚炎（脂肪酸欠乏）
★舌や口内炎
★末梢神経障害（手足の痺れ、痛み、炎症）
★知覚神経障害
などがあります。

手首の腱鞘炎で病院からビタミンB6を単発に処方される人がいますが、併用してビタミンB群を摂ることをお勧めします。他のビタミンBがビタミンB6の働きを助けてくれるからです。

ビタミンB6が多く含まれる食品は、ビール酵母（これは栄養素が高いのですが、痛風の人にはお勧めしません）、胚芽、レバー、モツ、メロン、キャベツ、卵、ピーナッツ、クルミがあります。

ビタミンB12と葉酸

次にビタミンB群であるB12と葉酸（B9）を一緒にご紹介します。何故なら両方が属するビタミンBは、密接な関係を持つからです。

まずはビタミンB12から始めます。不足すると、血

球細胞の合成障害である悪性貧血の原因となる栄養素として知られるビタミンB12ですが、腱鞘炎などに関わる末梢神経障害を緩和するビタミンとしても知られています。またビタミンB12は、ＤＮＡ合成や細胞分裂、そして脂肪酸の合成とエネルギー産生にも必要な成分です。

しかし１日に体内で必要とする量は非常に僅かで、数μｇ（通常２～３μｇ）です。１マイクロ（μ）グラムは１グラムの１,０００分の１です。また欠乏した状態から症状が現われるまでに非常に長い時間を要するとも言われ、一説では何と５年もかかると言われています。

ビタミンB12は水溶性ですから、尿から排泄される時に薄い赤色やピンク色になるため、"赤いビタミン"とも呼ばれます。また学術的にはシアノコバラミンまたはコバラミンと呼びます。

主に動物性食品に含まれますが、植物性の海苔（ノリ）にも多くのビタミンB12が含まれると報告されています。動物性では、特にレバー、続いて牛肉、豚肉、卵、ハマグリやカキなどの魚介類に含まれています。

シアノコバラミンは、１９６４年にドロシー・ホジキン等がＸ線構造分析によって構造決定が成され、それを称えてノーベル化学賞が与えられています。ですから、まだ発見されてか６０年程度しか経っていない存在なのです。ＤＮＡの二重螺旋構造がワトソンやクリックによって発見されたのは、それより早い１９５３年ですから、それから考えても最近の話しです。

ビタミンB12の欠乏に重要とされるのは、胃から分泌される（吸収に必要な）内因子と呼ばれるタンパク質との結合です。ビタミンB12が体内に吸収される過程は次の通りです。

食餌中のビタミンB12はタンパク質と結び付いていて、胃から分泌されるペプシンがタンパク質を分解して、ビタミンB12を遊離します。すると唾液に含まれるRタンパク質と呼ばれるハプトコリンと強く結び付いて安定化し、胃から十二指腸に移動します。

パプトコリンは、膵臓から分泌される膵液で消化され、ビタミンB12は再び遊離しますが、そこで胃から分泌された内因子と結び付きます。そして内因子とビタミンB12の結合体は、最終的に回腸終端部の絨毛から腸上皮細胞に吸収され、主に肝臓に貯蔵されます。つまり胃から分泌される内因子と結合しないと、体内に吸収できません。その内因子は、胃粘膜の慢性炎症等の多くの胃障害で分泌量が低下することが判明しています。

体内では、ビタミンB12が葉酸（ビタミンB9）の再生産に利用されているため、全てではありませんが、ビタミンB12の機能は、葉酸によって代替されます。ここで葉酸の登場です。

葉酸は、１９４１年に乳酸菌の増殖因子としてホウレン草の葉から発見されました。葉酸は体内でテトラヒドロ葉酸に変換され、補酵素として働きます。葉酸はビタミンの中で、最も不足しやすい栄養素の一つだと言われています。

葉酸が欠乏すると、悪性貧血や、巨赤芽球性貧血を引き起こします。つまり殆どのビタミンB12欠乏症は、実際には葉酸欠乏症状であることになります。となると十分な量の葉酸が利用できれば、ビタミンB12欠乏症として知られる殆どの症状は正常化されることになります。

しかしビタミンB12が欠乏すると、多量の変換された葉酸（正確には葉酸から変換した５－メチルテラヒドロ葉酸）が蓄積し、元の補酵素としての葉酸（テトラヒドロ葉酸）に戻れなくなり、葉酸欠乏症と同じ症状が現われる結果となります。つまりビタミンB12と葉酸は、お互いに助け合って作用しているのです。

葉酸は、アミノ酸や核酸合成（ＤＮＡ合成）の代謝に補酵素としても用いられています。１日の平均必要量は、成人男女共に２４０μｇですが、妊娠期や授乳期

●ビタミンとミネラル

は。さらに２００μgが必要となると言われています。これは妊娠を計画中の場合も含みます。つまり妊娠予定のある女性や、妊婦および授乳期は約０.５mgの葉酸を摂取する必要があることになります（特に気が付かない妊娠１週目に多くの葉酸が必要になると指摘されています）。

また手の骨関節炎や痛風の予防としても効果が高いことが分かっています。葉酸が欠乏すると、貧血、免疫機能障害、消化管機能異常が見られ、特に注目されるのがガンや心臓病の発生率が上がることです。しかしガンが発生した後の大量の葉酸摂取は、逆にガンを進行増加させるという報告も幾つかあります。また、妊娠期に葉酸が欠乏すると、神経管閉鎖障害が起こり、重度の場合は死にも至るそうです。更に胎児の脊椎破裂や無脳症のリスクも高まるといわれています。

葉酸過剰症としては、紅斑、発熱、ジンマシン、痒み、呼吸障害などがあります。

葉酸を多く含む食品としては、緑色野菜、ニンジン、レバー、カボチャ、ライ麦、米、小麦胚芽があります。

どちらにしてもビタミンB群は、何時もご紹介するように、お互いに助け合いながら色々な機能を果たしますので、繰り返しますが、単独ではなく複合ビタミンBを摂取することをお勧めします。

コリン、イノシトール、ビオチン

これで代表的なビタミンB群の説明を終わります。ヤレヤレって感じですね。お疲れ様でした。

最初にご紹介するのは、ビタミンB群に含まれるコリンとイノシトールです。共に自然界の動植物の全ての細胞内に存在するレシチンと呼ばれる物質に含まれています。

レシチンは生体膜の主要構成成分で、基本的に卵黄や大豆に含まれるため、「卵黄レシチン」または「大豆レシチン」と呼ばれています。コリンは卵黄に多く含

まれ、イノシトールは大豆レシチンに多く含まれています。別の表現をすれば、コリンとイノシトールがレシチンの原料となっていると言えます。

レシチンはリン脂質を含む成分の総称で、油と水を乳化したり、皮膚や粘膜から物質を吸収する浸透作用を持ちます。また脂肪が体内でエネルギーとして利用されたり、貯蔵される時、脂肪は血液中でタンパク質と結合する必要があるのですが、その役目にレシチンが必要となります。レシチンは正常であれば、体重１kgに対して１０g程度が含まれています。レシチンが不足すると、不眠、糖尿病、免疫力の低下などが起こります。

コリンを覗いてみると、コリンは神経伝達物質であるアセチルコリンの一部になります。特に脳の神経伝達として作用し、イノシトールと共に、脂肪とコレステロールを体内で使えるようにします。血液脳関門を通過できる数少ない水溶性物質でもあります。

コリンは肝機能を助け、体から毒物や薬品解除の作用を補助し、鎮静効果の働きもあります。またコレステロールを乳化して、動脈や胆嚢に溜まらせない働きもしています。

しかしコリンは、前にご紹介したビタミンB12や葉酸、更にアミノ酸の一種であるL－カルニチンが体内に存在するかで依存していますので、毎回ご紹介するように、ビタミンB群は、単独ではなく、総合ビタミンB群として摂取する方法をお勧めする由縁です。

コリンの欠乏は、
★肝硬変
★動脈硬化
★アルツハイマー病
★高血圧
★脂肪不耐性症
★記憶力の低下
★便秘
★起床時の頭痛
などが報告されています。

コリンを多く含む食品としては、前述した卵黄を始め、レバー、緑色野菜、玄米、豆類にも多く含まれています。

一方、イノシトールはコリンと同じように、脂肪肝を防ぎ、コリンと共に脂肪酸輸送役として働きますので、コレステロール値を下げる作用があります。また抜け毛を防いで、健康な髪にします。

通常、イノシトールは腎臓の糸球体から排泄され、尿細管で再吸収されます。しかし、グルコースと競合してしまうため、尿中に排泄されてしまう場合があり、結果として体内のイノシトールが不足して、糖尿病の神経障害を引き起こす原因となります。また、イノシトールが不足すると、湿疹、抜け毛、不安、不眠が起こることが報告されています。

反対にイノシトールを服用することで、パニック障害や強迫性障害患者の症状が緩和することも報告されています。特に不安や不眠を和らげるようです。

イノシトールを含む食べ物としては、大豆、レバー、レーズン、玄米があります。

さて、ビタミンB群の最後に登場するのはビオチンです。ビオチンはビタミンH、補酵素R、またはビタミンB7と呼ばれることがありますが、欠乏症を引き起こすことは希なので、一般にビオチンと呼ばれることが多いのですが、多くの補酵素として働らいています。

ビオチンは１９３５年に卵黄の中から発見されました。ビオチンは白髪を防ぎ、また禿の予防や治療として使われ、筋肉痛を緩和させます。また湿疹や皮膚炎を緩和させます。つまり欠乏すると、
★筋肉痛
★湿疹
★皮膚炎が起こり易く
他にも疲労感や脂肪代謝の低下が起こります。

ビオチンは腸内細菌からも作られますが、抗生物質

の大量摂取による欠乏症を示す場合があります。また生卵の白身には糖タンパク質であるアビジンが含まれ、ビオチンと結合してしまいます（不可逆性）。

ビオチンを含め、卵黄に含まれる多くの栄養素を摂取するときは、生卵ではなく、白身が白色に変色するまで火を透すことをお勧めします。白く変色すれば、白身に含まれる卵黄の吸収を妨げるタンパク質は分解されます。

実際、生卵を食べるのは日本人だけらしく、映画の「ロッキー」でシルベスター・スターローンが、ボクシングのトレーニング前に幾つも生卵をコップに入れて飲み込むシーンがありましたが、それを観たアメリカ人はビックリ仰天して驚いたと聞いたことがあります。

ビオチンを多く含む食べ物は、卵黄、レバー、大豆、玄米、ビール酵母があります。

まだ他にもビタミンB群に含まれる栄養素がありますが、代表的な成分はご紹介できたので、これでビタミンB群を終了します。

ビタミンＣ

自分がビタミンＣの重要性を確信したのは、十数年前だったと思います。たしか栄養学を本格的に勉強し始めた頃で、体内で発生する"酸化物質"が多くの疾患の原因であると報告され、栄養学界隈では"抗酸化剤"が大きな話題になりました。その抗酸化剤となる代表的な栄養素の一つがビタミンＣでした。

以前ご紹介したように、自分が栄養学の勉強を始めたのは、ジョナサン・ライト博士が著した『新・栄養療法』が最初でした。次に挑戦したのはライト博士の本を翻訳した丸元康夫さんの父親であり、日本の栄養学のパイオニアの一人でおられる丸元淑生先生の『図解 豊かさの栄養学』でした。両書共にビタミンＣの重要性を数多く紹介してありました。

まずビタミンCを体内で産生出来ない動物は、ヒトと一部のサルとモルモットだけであることを知りました（他の動物は肝臓や腎臓でビタミンCを産生します）。

そして動物がストレスに対応するためには、副腎で作られるホルモンが必須であり、その産生の為にはビタミンCが不可欠であることです。

お酒を飲むと体内のビタミンCの排出が増えてしまうことも知りました。またタバコを吸うと、これも体内のビタミンCが失われてしてしまう（１本吸う毎に０.２５mgが消失）こと等々です。

そしてライナス・ポーリング博士の存在も大きかったと思います。ポーリング博士は１９７０年代にビタミンCの重要性を説いた化学者で、単独の二度に渡る化学賞と平和賞のノーベル賞受賞者としても有名です。ポーリング博士は１９７０年に『ビタミンCとカゼ』という本を出版し、世界中でベストセラーになりました（邦訳は講談社から『さらば風邪薬』として１９７１年に刊行されたそうです）。

勢い付いたポーリング博士は、１９７９年にスコットランドのエワン・キャメロン博士との共著で『ガンとビタミンC』を刊行しています。しかし、医師ではなかったポーリング博士は医学界にとっては受け入れがたい存在だったようで、名実共に世界的な医療機関であるメイヨー・クリニックで追跡調査が成され（経口投与だけで静脈点滴はしなかった）、ガンに対するビタミンCの効果は全く証明されなかったと発表されてしまい、世界中が興醒めしてしまったのです。

自分も確か小学生か中学生の頃に、カゼにビタミンCが効くと聞いたことを覚えています。ビタミンCは薬ではありませんから、製薬会社にとっても邪魔な存在だったのかも知れません。

しかしポーリング博士は、自分自身で１日に大量のビタミンCを摂取し続け、９２歳まで人生を全うしています。

ポーリング博士のことは、『ビタミンCがガン細胞を殺す』柳澤厚生著（角川ＳＳＣ新書）（写真14）に詳しく紹介されていますので、是非ご参考にして下さい。

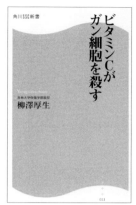
【写真14】

そしてポーリング博士の意志を継いだ科学者達が研究を引き継ぎ、今では大量なビタミンC摂取によるガンへの治療効果が証明され、アメリカでは今、１万人以上の医師がガン患者にビタミンCを投与しているそうです。日本でもアメリカに"右に習え"で、ビタミンC療法を用いる医師が増えています。

実際にもうすぐ１５年になりますが、当オフィスに腰痛でメンテナンスでいらしていた女性が、乳ガンと診断を受けました。胸のシコリは１０年以上前からあったのですが、その迄に生検検査を受けてもらった時は陰性という診断でした。

しかし５年程前に再検査を受けた際に、乳ガンだと診断を受け、直ぐに手術を受けるように医師に勧められていると教えてくれました。それを聞いて驚いた自分は、己の動揺を隠して何とか冷静を装い、「少なくても幾つかの医療機関でセカンド・オピニオンを聞くべきだと思います」と伝えました。

その意見に同意した彼女は、乳ガンの治療で有名な合計４名の乳ガン専門医の意見を聞いて回ったそうです。すると４人共に治療方針が異なり、どの医師を信用して良いのか分からないと言います。

タイミングよく、その頃の自分は何冊かのガンに対する本や、ガンに対する大量のビタミンC摂取治療の本を読んでいたので、「こんな本もあるから参考に読んでみたらどうですか」と数冊の本をお貸ししました。

彼女は熱心に本を読み、「超高濃度のビタミンC点滴療法を試してみたいと思います」と決心しました。しかし当時は、ビタミンCだけの単発で治療を受け入れてくれる医師は多くはありませんでした。多くの医師は、ガンに対する三大治療（抗癌剤、手術、放射線）に併行した形で、ビタミンC療法を取り入れていました（現時点でもそうかも知れません）。

しかし『超高濃度ビタミンC点滴療法』（PHP）（写真15）を著した水上治先生のクリニックが、ビタミンC単独の療法を受け入れてくれました。自分は水上先生が、以前働いていた病院で栄養学を取り入れた治療をしていたことを知っていたので、きっと聞き入れてくれると思い、相談することをお勧めしました。

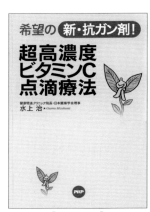

【写真15】

治療を始めた最初の3ケ月は大きな変化がありませんでしたが、6ケ月目頃から縮小が認められ、今では半減した状態を維持しています。転移も認められないので、今では自分は彼女のガンは、"ガンもどき"状態になっていると考えています。

完治することを願っていますが、診断を受けてから5年経ちますので、余り焦らずに温かく見守って行こうと考えています。

まだまだ世間一般では、ビタミンCの威力を完全に受け入れているわけではありませんが、抗酸化剤としての威力は認めても良いと考えています。

彼女に聞いて驚いたのは、大量のビタミンCの静脈点滴を受けていると、途中で喉が渇き、大量の水分を補給する必要があることです。それまでは、喉が渇いたらビタミンC入りのスポーツドリンクを飲むというイメージがあったので、反対にビタミンCの点滴を受けると、喉が渇くとは想定外でした。驚きの情報でした。

これからも新たな情報が発表されることでしょう。聞き耳を立て、しっかりと受け止めたいと思います。

次に今までに判明しているビタミンCについてご紹介して行きます。

ビタミンC再考

そこで今までに読んだ「ビタミンC」に関する本を全て読み直してみました。

私の生涯のテーマに「己の無知を知る」がありますが、再び自分の無知に驚いてしまいました。

ビタミンCに関する本を読み直してみると、重要な情報が溢れており、数多くの情報を見落としていたのです。やはりこのような本は、1回だけサッと読むのではなく、しっかり正しく情報を頭の中に叩き込まないといけないと反省したのでした。特に、ビタミンCの大量摂取に関する情報は見逃していた部分が多く、医療に携わる身として、恥ずかしく思ったのでした。

以前、知り合いの外科医の先生に「ガンになる理由は山ほどある。ビタミンCが不足している人は、ビタミンCを摂取すれば治るかも知れないし、ビタミンBが足りない人は、ビタミンBを補充すれば治るかもね」と言われたのが脳裏に残り、一般的に人間はビタミンC不足だから、それで、大量摂取で治る人がいる

のだろうと勘違いしていました。

しかしそれは全くの誤解であったことに気付いたのです。全く何を読んでいたのだろう、と自分に呆れ返ったのでした。

ビタミンCは抗酸化剤として働くことは皆さんもご承知の通りですが、大量摂取（静脈注射などで）すると、過酸化水素という活性酸素になります。しかも活性酸素となったビタミンCは、正常な細胞を一切攻撃することなく、ガン細胞だけを攻撃するのです。

これはシャーレで培養したガン細胞と正常細胞に、短時間だけビタミンCをかけ、その後に洗浄して、どれだけガン細胞が死滅するかを調査した研究で、殆どのガン細胞だけが死滅していたのです。

この研究は２００５年にＮＩＨ（米国立衛生研究所）所属のマーク・レビン博士が中心となり、ＮＣＩ（米国立がん研究所）やＦＤＡ（米穀食品医薬品局）のメンバーが参加した研究です。言い方を変えれば、国がかりの研究発表と言えます。つまり米国は、ビタミンCを抗ガン剤の１つとして受け入れたのです。

ではどうしてビタミンCがガン細胞だけを殺すのでしょう。それは前述したように大量摂取されたビタミンCは体内で過酸化水素という毒物を発生させます。そして、この毒物がガン細胞だけを選択的に殺すのです。

血液内に存在している時点のビタミンCは、たとえ過酸化水素に変化しても、赤血球細胞内に含まれるカタラーゼという酵素によって還元（酸化の反対で安全な状態）されてしまいます。正常な細胞にもカタラーゼが含まれていることが判明しています。

つまり正常な細胞は、ビタミンCが変化した過酸化水素という活性酸素を還元するので、攻撃されないのです。そしてガン細胞にはカタラーゼという酵素が含まれないので、過酸化水素の攻撃を受けてしまうのです。

しかし注意事項が幾つかあります。日本人には希ですが、Ｇ６ＰＤ（Glucose-6-Phophase-Degydrogenase）異常症という、先天的な異常を持つ人は大量のビタミンC投与に対応できません。この人達は大量のビタミンCを摂取すると、溶血性貧血になる恐れがあるそうです。発病すると、尿の色が茶色になるのが目安になるそうです。もし大量のビタミンCを摂取すると、尿の色が茶色になるようでしたら、摂取するのを中止して下さい。ただ、４０ｇ以上の摂取でなければ分からないのと、日本では山口県の調査では、Ｇ６ＰＤが認められた率は人口の0.1～0.5％だったそうです。血液検査で分かりますので、異常を感じた人は、直ちに検査を受けて下さい。

またガンに対して大量のビタミンC摂取の効果が現れるのは、開始してから２５～３０回後だそうです。１０回程度で変化を認める場合もあるそうですが、希のようです。根気よく継続することが大切なようです。

また大量のビタミンCの投与を受けると、脱水状態になるそうです。これは前にもご紹介したことですが、希に頭がフラフラしたり、ボーッとなることもあり、中には嘔吐してしまうこともあるようです。ですから大量投与の前に十分な水分を摂取しておく必要がありそうです。

点滴の第１回目は１２.５ｇから始め、２回目が２５ｇ、３回目は５０ｇと徐々に量を増やして行くようです。そして血清ビタミンC濃度を計りながら行います。血清濃度が３５０～４００mg以上を維持するように、その人に合わせた量を調整しながら行うようです。ですから必ず大量ビタミンC摂取療法に長けた先生を探すべきです。

前にご紹介したポーリング博士と共に、ビタミンCの共同研究を行ったキャメロン博士が１９９６年に出した著書から抜粋した文章をご紹介します。

"細胞と細胞が離れないのは、ヒアルロン酸やコラーゲンといったセメント質によって両者が接着し、

固定されているからである。"

"ガン細胞が増殖し領地を拡大するには、このセメント質を破壊しなければならない。"

"その役目を担うのがヒアルロニダーゼという、ヒアルロン酸を壊す酵素である。"

"ガン細胞は、この酵素を盛んにつくることによってセメント質を破壊し、組織に侵入し、増殖するのである。"

"したがって、セメント質を強固にする方法があれば生体の防御機構が高まり、ガン細胞は増殖できなくなるはずである。"
それがビタミンCということです。

これまでビタミンCのガンに対する効用をご紹介してきました。
これからはガン以外に対するビタミンCの効果をご紹介して先に進みたいと思います。

まずコラーゲンを考えてみましょう。前にご紹介したように、コラーゲンは体内でセメント質となって、細胞と細胞を繋げています。

コラーゲンは三本のポリペプチド（アミノ酸が沢山繋がったもの）と、ビタミンCで形成されています。つまり体を形成するには、コラーゲンが必須です。

タンパク質はアミノ酸まで分解されてから吸収されることは、タンパク質の時にご紹介した通りです。ですから、一般で販売されているコラーゲンを一生懸命に摂取しても、体内で再びコラーゲンに再生することは保証できません。

しかしビタミンCは、そのまま吸収されますので、体内でコラーゲンを作る可能性が高まります。ビタミンCを摂取すると、肌が綺麗になるというのは、新しいコラーゲンが作られていることを意味します。

以前、甲状腺の手術を受け、喉にできた大きな手術後の瘢痕組織が、ビタミンCの静脈注射で綺麗に消えてしまった写真を見せてもらったことがあります。驚きました。全く傷が無くなっていたのです。

次に抗酸化剤としてのビタミンCを考えてみましょう。実は細胞内で一番重要な抗酸化剤として働くのは、肝臓に含まれるグルタチオンと呼ばれるタンパク質です。しかしグルタチオンは3つのアミノ酸が繋がったペプチドですので、コラーゲン同様に、体内に吸収される時は、アミノ酸に分解されてしまうので、グルタチオンとしては吸収されません。

しかしビタミンCは"抗酸化ネットワーク"と呼ばれる電子をお互いに融通しあって、細胞を酸化から守ってくれます。

さて次はウイルス感染についてです。実はウイルスに効く薬は現状では余りないことをご存知ですか。

しかしビタミンCは、全てのウイルスを殺すことができるのです。ポリオ、肝炎、風邪、インフルエンザの予防として、または治療として効用があることが証明されていますし、ヘルペス、コクサッキーなどのウイルスを不活性化させることも実証されています。

これほど多くの効用があるビタミンCなのに、何故体内で作るのを放棄してしまったのでしょう。不思議です。

実は私たちの祖先は、約4,000万年前にビタミンCを体内で作らなくなったと言われています。もちろん猿人の時代ではなく、まだネズミに近い小動物の頃の話しです。そのころは主に植物を食べており、食べ物から充分なビタミンCが摂れていたと考えられます。

非常に残念なことですが、他の動物は腎臓や肝臓でビタミンCを作ります。

ストレスに対応するために必要となるビタミンCで

すが、４,０００万年前の私たちの祖先は、ストレスとは関連しない素晴らしい環境で生活していたのかも知れません。羨ましい限りです。

ではビタミンＣは体内のどの部分に多く蓄積されているのでしょう。蓄積されるという意味は、必要性があるから蓄えられているということです。

それぞれの組織１００ｇに対しての比率をご紹介します。まず脳には１００ｇに対して２５ｇのビタミンＣが含まれます。ストレスに対応するために多くのホルモンを産生する副腎には、７０ｇもビタミンＣが含まれています。また肝臓には３０ｇ、眼の水晶体には３１ｇ、白血球にも３５ｇ、血液にも１〜２ｇのビタミンＣが含まれています。

これだけの組織に多くのビタミンＣが蓄積されているが故に、１日に少量のビタミンＣの摂取でも壊血病ならずにすんでいるとも言えます。

皆さんは、ビタミンＣがブドウ糖と似た性格を持っていることを知っていましたか。実は多くの動物は、ブドウ糖からビタミンＣを作っているのです。

日常の食事で多く摂取されるブドウ糖ですが、血液中のブドウ糖濃度が高くなると、ビタミンＣは少量しか細胞に入れなくなります。つまり、カゼや他の感染症にかかったら、大量のビタミンＣを摂取して、砂糖などの糖質の摂取を減らす必要があります。

皆さんが飲んでいるビタミンＣを含む飲料水を確認して下さい。もし砂糖が多く含まれていると、迅速にブドウ糖に変換されますから、せっかくのビタミンＣ効果が薄れ、ブドウ糖が先に吸収されてしまいます。ビタミンＣを摂取したい時には、砂糖を一緒に摂取しないように注意しましょう。

これまでビタミンＣが持つ色々な働きについてご紹介してきました。自分はビタミン達に対する知識が増え、「そうか、ビタミンって凄いんだ」と思い知らされています。ビタミンＣの備える力にも驚いています。

前にご紹介したライナス・ポーリング博士が発見したビタミンＣに対する驚きも、少しは理解出来るようになりました。

今ではビタミンＣが備え持つ威力を知り、現在、１日に１〜２ｇ程度のビタミンＣを摂取（以前は１日に６００ｍｇでした）して、その威力を試している最中です。何か素晴らしい発見がありましたら、ご報告しますので楽しみにお待ち下さい。

ビタミンＤ

ビタミンＤは大きく植物性に多く含まれるＤ２と、動物性に多く含まれるＤ３に分類されます。以前はＤ１もあったそうですが、後にＤ２が主成分である混合物であると判明して、今では認められていません。

ビタミンＫはあっても、ビタミンＧやビタミンＨ（人によっては、キャベツに含まれる”キャベジン”をビタミンＨと呼ぶことがあります）や、ビタミンＩ、ビタミンＪがないのと同じです。

ビタミンＤは腸からのカルシウムの吸収を高め、血中濃度を高めたり、腎臓から尿へのカルシウム排泄を抑制する働きがあります。また骨からカルシウムを血中に移動させる働きを高めることが知られています。

色々な働きを持つビタミンＤですが、自分はサプリメントとして摂取する必要性は低いと考えています。何故なら、人間を含む多くの動物は、皮膚に含まれるコレステロールを原料に紫外線と光合成に近い形でビタミンＤを生成します。またシラス干しや、秋刀魚、サバなどにも十分なビタミンＤが含まれているからです。

もちろん日中に全く表に出なかったり、陽の当たらない場所で寝たきりの状態であれば、ビタミンＤの摂取をお勧めします。しかし寝たきりの状態でも、日当たりの良い場所に移動することも出来るでしょうし、

潜水艦で長期間水中で生活でもしない限りは、殆どの人は日に当たる機会があるでしょう。

しかも体内に貯蔵されているビタミンDの半減期は20〜30日だと報告されています。もちろん日差しの少ない国に住んでいれば、サプリメントとしてビタミンDの摂取をお勧めします。しかし日本で生活する限りは、高いお金を払ってまで、サプリメントとしてビタミンDを摂る必要性があるかどうか疑問です。

謳い文句としてカルシウムの吸収を高めるために、牛乳にビタミンDが入っていると宣伝しているのを見聞きします。これも以前にご紹介したように、牛乳にはカゼインというタンパク質が含まれ、腸内に膜を張りますので、カルシウムの吸収はごく僅かだと判明しています。

・・・と、ビタミンDはサプリメントとしてはいらない！　そう長い間ズーッと考えてきました。ですが最近、ビタミンD不足が原因となる幼児の"くる病"の増加がメディアで多く報告されるようになりました。またビタミンD不足による"骨軟化症"や、この数十年で増え続けている"骨粗鬆症"を見聞きしていると、ウーンと唸るようになりました。

「これは真剣に考え直さなければならないかも・・」と思い、また数年前からビタミンDの必要性を再考するようになりました。

しかし今の所は、"くる病"はビタミンD不足よりも、過度な紫外線対策が原因のような気がしています。今では男性用の日焼け予防クリームのコマーシャルをテレビで見ることがあります。唖然です。オジサンとしては、日焼けした健康そうな女性に憧れるのですが・・
"骨軟化症"もビタミンD吸収障害や肝障害、または腎障害が主な原因であるような気がしています。

また"骨粗鬆症"も女性ホルモンの問題が大きいと考えています。運動不足や、痩身が流行り、女性の食生活が大きく変動していると、オジサンは思うのですが・・・

この頃、外を歩いていると、若い人達が両極端な体系になりつつあるような気がしています。欧米でみられるような、超体重過多の男女が目立つようになった中、反対に「大丈夫？」と思えるような痩せ細い男女も目立つようになった気もします。

また体重過多の人の、脂肪増加量とビタミンDの血中濃度とは反比例していることが発表されています。太り過ぎず、痩せ過ぎず、になりたいものです。

ビタミンD受容体結合体は、ナチュラルキラー細胞（NK細胞）とマクロファージ（貪食細胞）の食作用を活性化させることも判明しています。つまり免疫力を高め、ガン細胞と闘う力も強めます。

こうなったら、天気の良い日は表に出て、最低でも15分から30分はウォーキングする習慣を作りましょう。暑い夏の日もありますが、それに恐れず、Tシャツと短パンで元気良くウォーキングしませんか？と、オジサンは考えるのですが・・・

どちらにしても、今の段階では、太陽光に当たることと、ビタミンDを含む食事で補えるような気がしています。1日に必要なビタミンDの食事摂取基準は、目安が5.5μgで上限が50μgです。

ビタミンE

次はビタミンEのお話しです。ビタミンEはサプリメントの中では余り人気が無いような気がしますが、実はとても大切なビタミンなのです。
脂溶性のビタミンの一つで、同じ脂溶性であるビタミンAやDの大量摂取は危険が伴うと指摘されていますが、ビタミンEの大量摂取による危険性は少ないと言われています。
1日の必要摂取量は成人男性で7〜8mg、成人女性は6〜7mgです。
自然界に多く普遍的に存在するトコフェロール（ビタミンE）は、植物、藻類などの光合成生物によって

合成されるため、不足することが余りないように思えてしまうのかも知れません。しかし、ビタミンCなどと同様に、強力な抗酸化剤として働くビタミンEは、フリーラジカルによる病理、心臓病、ガン、老化も防いでくれる大変貴重な存在です。

また心臓病が多発すると指摘されている、血液型がA型（表現型）の人には不可欠なビタミン剤になるのかも知れません。

　一般的にビタミンEの不足は、
★赤血球の破壊
★筋肉の退行変性
★ある種の貧血
★生殖器機能障害
★不妊症
★脳軟化症の原因にもなる
　と報告されています。

自分もビタミンEを軽視していた時期がありましたが、１５年以上も前になりますが、ジェフリー・ブランド博士の『20日間で若返る植物栄養素』（ダイアモンド社）（写真16）を読み、目が覚めました。博士は植物に含まれるファイト・ニュートリエントに注目し、多くの植物に含まれるビタミンの重要性を説き、詳しくビタミンEの重要性を説明しています。

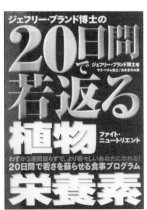
【写真16】

ビタミンEは大豆、オリーブオイル、ホウレン草、ナッツ類、青魚、いくら、たらこに多く含まれています。

ビタミンEは肝臓、脂肪組織、心臓、筋肉、睾丸、子宮、血液、副腎、脳下垂体に多く貯蔵されていることを考えても、どれだけ身体に必要か分かります。

特にビタミンEは血液に対して重要な役割を果たしていることが判明しており、赤血球の細胞膜を守り、血小板粘着性を低下させ、コレステロール値を下げることも報告されています。

ビタミンEは、水溶性であるビタミンBやCと同じように、体内に比較的短時間しか貯えられないという指摘もあります。摂取量の６０～７０％は便として排泄されてしまうそうです。

まだまだ不明な点が多いビタミンEですが、新たな情報が得られましたら、またご報告いたします。

ここまでご紹介してきたビタミンの他にも、身体に作用する気になるビタミンがまだ沢山あるのですが、色々と紹介して行くとキリがないと考え、またの機会にご紹介することで涙を呑む決心をしました。

この本は栄養学の基礎に主な目的が置かれていますので、個人的に興味がある部分は、なるべく控えなければと考えたのです。

ミネラル概要

これからミネラルの話しに入ります。ミネラルとは"元素"のことです。昔は元素こそが我々が住む世界の最も小さな物質（単位）であると考えられていましたが、今では原子が見つかり、更にクウォークの世界にまでに突入しています。

また元素の数も自分が大学で無機化学を学んでいた頃（８０年代）の元素表には、７～８０個だったと覚えているのですが、今では１１８個にまで増え（２０１７年現在）、この急速な変化にいつまでついて行けるのかドキドキです。

もちろん、これから１１８個の元素を全てご紹介するのではなく、身体に必要とされることが、ある程度まで証明されているミネラル（必須元素）に限定してご紹介したいと思います。

カルシウム

カルシウムから始めます。カルシウムは、自分たちの生活で聞き慣れている身近なミネラルだと思います。

実はカルシウムと密接な関係を持つマグネシウムと一緒にご紹介しようかと考えていたのですが、ごちゃ混ぜになると思い、カルシウムを先にご紹介してから、次のマグネシウムの時に、お互いの相互関係を説明することにします。

カルシウムは、土類金属の一種で、人を含む動物や植物に必要となる必須ミネラルです。

セメントの材料となるカルシウムは、９０００年前からイスラエルで使われていたことが知られています。今では精糖を始め、食品添加物、乾燥剤、発熱剤などなど、私達の生活に欠かせない物質として活躍しています。

人体にとってのカルシウムは、構成成分として成人男性には、約１kg含まれ、主に骨や歯や筋肉などに広く分配されています。

骨（９９％）以外のカルシウムイオンは、筋収縮、神経インパルス、ホルモン調節、血液凝固などの多くの代謝機能に重要な働きを持ちます。

色々な働きを持つカルシウムですが、ここでは骨粗鬆症などのカルシウム不足についてご紹介します。男女を問わず、カルシウムの吸収度は、加齢に伴って減少しますが、特に女性は男性よりも吸収度が低下する傾向があります。

以前は閉経後に吸収度が低下して、骨粗鬆症になりやすいと言われていましたが、今では閉経する１０年以上前から、吸収度が減少することが判明してます。そこでカルシウムの吸収低下に関連する因子を探ってみると、砂糖、カフェイン、肉、タンパク質、リン含有炭酸飲料の取り過ぎが、カルシウムの吸収度を低下させるか、または排出を増大させることが分かりました。

以前にもご紹介しましたが、牛乳に含まれるカルシウムは、牛乳に含まれるカゼインと呼ばれるタンパク質が胃や腸の粘膜に膜を張り詰めて、カルシウムの吸収を妨げてしまいます。数多くの研究データが発表されていますが、それぞれ幅が広く、吸収率が０％と報告されている研究もありますが、多くて４０〜５０％、平均すると２０％前後のようです。

では小魚を食べるのはと考えてみましたが、干物の小魚は塩分が多いため、やはりカルシウムの吸収を妨げてしまうそうです。残念です。

当オフィスでは、カルシウムが減少していたり、閉経前の女性には、日中に硬水を飲むように勧めています。

自分にカルシウムが不足しているか、していないかを知る上でも、簡単な方法があります。まず少し濃度の高い硬水を購入してください。１リットルに２００mg/dl以上のカルシウムとマグネシウムが含まれた水を硬水と呼びます。反対に２００mg/dl以下ですと、軟水と呼ばれます。日本の水は殆どが軟水ですが、温泉が湧き出る所で硬水が出る場所があるようです。

その硬水を飲んでみて、「マズイ！　こんなの飲めるかよ！」と感じた方、おめでとうございます。あなたの身体には充分なカルシウムが蓄積されていると推測されます。反対に「別に、ただの普通の水じゃん」と感じた方、おそらくあなたの身体はカルシウムが不足しています。まずいなあと思えるまで、カルシウムを多く含む食べ物や、日中に硬水のお水を飲む習慣を作ってください。水に溶けたカルシウムは、１００％吸収されます。

これは以前に九州に住む友人にカルシウム等が１６００mg/dlも含むミネラル水を送って頂き、まず試しに自分が飲んでみると、「オエッ」となり、半分に薄めて飲んでも、まずくて飲めませんでした。

そこで当時の勉強会に参加していた先生方全員（１０名）に飲んで頂くと、２〜３名の先生は「普通の水と変わらない」とおっしゃるのです。驚きました。そして先生方の共通点は"独り暮らし"であることも判明したのです。独り暮らしでは、栄養が偏っていることは明白です（もちろん誰もがではありませんが）。

この方法は、元々亜鉛の正常な含有量を調べる時に使う検査方法を利用しています。特に男性に必要な亜鉛が体内に充分に蓄積されているかを調べる方法として、亜鉛の錠剤を口の中で砕いてもらいます。足りている人は「オエッ」となり、不足している人は味がしません。この方法を利用しています。

現在、１日に必要なカルシウムは７００mg（骨粗

●ビタミンとミネラル

鬆症予防では８００ｍｇ）を勧めています。一般で売られているエビアンなどは２００ｍｇ/ｄｌ程度です。ですので、あくまで目安として硬水をお飲みください。まずいなあと思えるときは、体内のカルシウム量が足りていることを示します。

食べ物としては、小魚、魚介類、豆類、野菜（特に大根やカブの葉）、海藻類、穀物にも含まれているそうです。

１週間に数回は硬水を飲んで、体内のカルシウム値が足りているかチェックしてみてください。また最近イライラしているなあと思ったら、是非、硬水を飲んで試してみるのも良いと思います。

今、子供たちの"逆ギレ"が注目されています。自分は精製された"糖分"の摂取が一番の原因（血糖値の問題）だと考えていますが、カルシウムの摂取不足も見逃せません。

疫学では、カルシウム不足がイライラ感などの精神不安定の原因になると報告されています。しかし血液内に含まれるカルシウムは僅かで、一度に大量のカルシウムを摂取するのは、反対に高カルシウム血症や、胆石や腎結石、ミルクアルカリ症候群の原因になると報告されています。

しかし心臓はカルシウム・チャンネルで動いていますし、筋肉が収縮する際にも、カルシウムが必要とされるタンパク質であるトロポニンと結合する必要が指摘されています。

一般には１日に７００ｍｇ（骨粗鬆症には８００ｍｇ）の摂取が勧められていますが（厚生労働省）、１日にどれだけのカルシウム摂取が必要なのか不明な点も多いのです。前述したように、カルシウムはマグネシウムとの密接な関係がありますので、今のところ、ミネラルは単独の摂取ではなく、患者さんには、複合ミネラルの摂取をお勧めしています。

疫学的に認められたカルシウム不足による疾患をご紹介しておきます。
★くる病・骨軟化症（これは極端なカルシウム不足だと考えられます。）
★閉経後の骨量減少（これは女性ホルモンの関係を合わせて考える必要があります。）
★胎児の骨成長にも問題（これも母親のカルシウム不足を考える必要があると思います。）
★骨粗鬆症、骨密度低下（一般的に女性に多発する疾患で、これも女性ホルモンとの関わりを考慮する必要があります。）
★高血圧（直接的な要因となるかは、分かり難い部分もあります。）

臨床上の経験としては、就寝中の"こむらがえり"には、マグネシウムの摂取と合わせて、カルシウムの摂取が効果的であることは確かです。運動中の"こむらがえり"がカルシウム不足であるかは現時点では不明です。しかし運動中の水分摂取の際に、"硬水"を与えることで比較することは可能だとは考えられます。

どなたか運動選手との関わりがある先生方に試して頂きたいと思います。

ただカルシウムを多く含む水の摂取が一般的なヨーロッパの運動選手と、カルシウム量が少ない"軟水"を補給している日本の運動選手との"こむらがえり"頻度の比較は分かりません。面白い調査だと思います。誰か試してみませんか。水分を補強するマラソン競技でも試すことが出来ると思います。

ただカルシウムが吸収されるために必要とされるビタミンＤの摂取は、紫外線を浴びることで十分だと考えています。１日に１５分から３０分、戸外に出て歩くだけでビタミンＤは充分に足りると思います。中には、「曇りや雨の日はダメですね」と言う患者さんもいらっしゃいますが、「日中は明るいでしょ、曇りでも雨の日でも、明るい時であれば充分に紫外線を浴びることが出来るから大丈夫ですよ」と伝えています。

日光を浴びること、そして歩くこと、忘れてはならない健康法だと思います。最近、歩くことが減っている自分に言い聞かせています。

意外や意外、今でもカルシウムの摂取"神話"を信じる人が多いようです。飲みたくもない牛乳を毎日飲み、好きでもない小魚を無理やり食べている人たちをよく見聞きします。実際に自分も３０年前までは、その一人でした。

「牛乳を飲まなければ大きくなれない！」、「カルシ

ウムを摂らなければ、骨が弱くなって、歪んだ身体に
なる！」・・・等々と、周りの人に色々と忠告され、
嫌な気持ちを抑えて一生懸命に牛乳を飲んだり、干し
た小魚を食べた経験があります。

　しかし自分は牛乳を飲むとお腹を壊してしまうの
で、小学校、中学校の給食で出された牛乳は、何時も
友人にあげていました（今では大正解！　アンタは偉
い！）。

　それでも１７５cmまで成長したのですが、「ひょっ
としたら、牛乳を飲んでいたら、１８０cm以上に大
きくなれたのかもなあ」と考えたことも何回もありま
す。丈夫な体になるためには"カルシウム"が欠かせ
ない、というのが過去半世紀の常識だったように思え
ます。

　もちろん、カルシウムが重要なことは間違いない事
実です。カルシウムの摂取が重要であることは今まで
ご紹介しました。ただ牛乳である必要はありません。

マグネシウム

　この数十年で分かってきた事実があります。それは
ミネラルの相性とバランスです。

　"偏り"という言葉がありますよね。まさしくミネラ
ルの摂取には、バランスが大切で、その中でカルシウ
ムは、マグネシウムとのバランスが重要です。実はカ
ルシウムを摂取する際には、マグネシウムも摂取する
必要があるのです（必ず同時に摂取する必要はありま
せん）。

　マグネシウムは、正常な心臓と筋肉の機能、神経機
能、正常な脂肪代謝に必要であることが分かってきま
した。しかし、まだまだマグネシウムの存在は、カル
シウムよりも軽視されているように思えます。

　"硬水"の話しの時にもご紹介しましたが、マグネシ
ウムはカルシウムと同様に、身体に必須なミネラルで
あることが実証されています。

　以前はカルシウム"２"に対して、マグネシウム"１"
のバランスと言われて来ましたが、今では"１対１"
のバランスを提唱する人たちが増えています。

　マグネシウムは魚介類、大麦、ホウレン草などに多
く含まれます。マグネシウムはカルシウムと互いに協
力し合い、また拮抗して働くことで、身体の機能を維
持したり、調整することが分かってきました。この２
つのミネラルは、神経や筋肉に影響を与えています。

　特に筋肉の収縮は筋内細胞の中にカルシウムが入り
込むことで生じますが、マグネシウムは、その筋内細
胞に入り込むカルシウムの量を調整しています。この
調整を行うマグネシウムが不足すると、筋肉の収縮が
うまく行われずに、痙攣や震えの原因となることも判
明しています。

　またマグネシウムは、乳酸が溜まった状態での"こ
むら返り"の緩和などの効用があることが、以前から
報告されています。

　糖尿病や、うつ病との関連性も多く報告されていま
すし、体内で起こる炎症反応もマグネシウムの摂取量
で軽減すると言われています。また、不整脈や高血圧、
ＰＭＳ（月経前症候群）、妊娠中毒症を軽減させるこ
とも認められており、慢性疲労症候群や喘息にも効果
があるとして処方されています。

　成長期に必要とされるカルシウムは、１２〜１４歳
男性は１日に９００mg、３０〜４０歳では７００mg
ですが、マグネシウムは成長期に２４０mgが必要と
され、３０〜５０歳では３２０mgが必要であると言
われています。

　体重が７０kgの人の体には約３５gのマグネシウム
が含まれます。その内６０〜７０％は骨組織に含ま
れ、残りの３０％は血漿、赤血球、筋肉内にあります。
そして血清中のマグネシウムの約２０％はタンパク質
であるアルブミンと結合して存在しているのです。ア
ルブミンはリンパ液に多く含まれる分子量が大きいタ
ンパク質です。アルブミンは体内に含まれる毒素や老
廃物を排除する重要な物質であり、浮腫である"ムク
ミ"や"セルライト"と深く関する、リンパ循環や血液
循環（特に静脈）との関係があると指摘されています。

　何！　ムッムッムッ！、と考えてしまいました。実
は最近、訳あってリンパ循環の勉強をしています。"リ
ンパドレナージュ"って聞いたことがありますか？

●ビタミンとミネラル

"リンパマッサージ"と言えば、「アー、"むくみ"を減らして痩身するマッサージね！」と思い出す人も多いと思います。

自分は"痩身"に興味があったのではなく、ある時「そう言えば、余りリンパ循環のことを理解していないなあ」と気付いたのです。神経システムには気を払っていましたが、余り"血液循環"や"リンパ循環"には興味を持っていなかったのです。

確かに"血管反射点"とか、"リンパ反射点"というテクニックがＡＫにはありますし、使うこともあります。が、単に反射点と受け止めており、"循環"としては考えていなかったことに気付いたのです。

そこで復習を兼ねて、"リンパ循環"の勉強を始めました。すると"リンパ循環"を対象に書かれた本が少ないことに驚きました。リンパ循環の異常となると、"リンパ浮腫"を思い浮かべる程度で、他の人たちも余り興味を持ってないのだろうなと考えました。

それでも何とか検索を続け、やっと５〜６冊の本を読んでみました（まだまだ全然足りませんので、リンパ循環についての詳細は、もう少しお待ちください）。まだまだ少ない情報ですが、本を読んでみると、多くの女性が、"むくみ"に悩んでいることを知りました（やはり自分は女性を理解していないなあと痛感しました）。「ヘエー、そうなんだあ」と深く反省した次第です。

そして出会った新鮮な情報として、"むくみ"の原因の一つに、塩分の摂り過ぎがあるという事実を知りました。確かに塩分に含まれるナトリウムは体内に水分を溜め込む原因となります。ナトリウムの摂り過ぎが高血圧と関係することは理解していましたが、塩分の摂り過ぎが"むくみ"の原因となるという発想は、今までありませんでした。

ナトリウムとカリウム

ナトリウムやカリウムは体内に必須となるミネラルです。ナトリウムは主に細胞外に多く含まれ、細胞内に多く含まれるカリウムとで、細胞膜の内側と外側のバランスを保つ働きをしています。ややこしい化学的内容は割愛しますが、まずは体内に必須となる、体内

では作れないミネラルであるとご理解下さい。

次にナトリウムとカリウムのバランスは、カリウムを１とするとナトリウムは０.６です。私たちの周りを見回してみると、このバランスが逆転しているように思えます。加工食品などは、殆どはカリウムよりもナトリウムが多く含まれていることが分かります。

そこで新たに私たちの生活は、カリウムが不足していて、ナトリウムの摂取が多過ぎるという事実を理解し、これからの食生活を見直そうというのが、ここでのテーマです。

まずはナトリウムが入った塩分が多い食品、又はなるべく避けるべき食品からご紹介します。
★スナック菓子
★アンチョビ
★ベーコン
★ハム、ソーセージ
★サラミ
★ナッツ類
★スモークサーモン、スモークドミート

現代の私たちの生活では、ナトリウムの摂取が多くなり過ぎても、不足することは無さそうです。では、私たちには１日にどの程度のカリウムが必要なのでしょうか？　調べてみますと、アメリカやイギリスでは男女共に１日に４,７００ｍｇ（目安量）、または３,５００ｍｇ（推奨量）とされています。

平均的な日本の食事１日分には、カリウムが１日に８００〜1,６００ｍｇ含まれるとされていますから、倍以上の摂取が必要であることが分かります。どうやら意識して、カリウムの摂取を心掛ける必要がありそうです。

ではカリウムが不足することで生じる低カリウム血症が引き起こす症状をご紹介します。
★筋力の低下
★腸閉塞
★心電図での異常
★反射機能の低下
（重度）
★呼吸困難

— 73 —　　　　　　　　　　　　ビタミンとミネラル●

★アルカリローシス
★不整脈

　次にカリウムを多く含む食品をご紹介します。それにはコンブ、ワカメ、とろろコンブ、ひじき、あおさ、焼きのり等があります。どうやらここでも、伝統的な日本食に軍配が上がりそうです。

亜鉛

　次は亜鉛のお話しです。意外に誤解されている部分（特に男性に）が多いので、他の必須ミネラルに優先してご紹介することにしました。

　亜鉛は骨、爪、網膜、腎臓、前立腺、脾臓に多く含まれます。体液としては精液に多く含まれるために、どうしても精力減退と亜鉛を結び付けてしまう傾向があるようです。

　体内に含まれる代表的な１６種類のミネラルの中で、亜鉛は鉄に次いで２番目に多い必須微量元素です。必須微量元素ですから、当然ながら体内で生産することは出来ませんので、全て食べ物から摂取する必要があります。

　亜鉛は銅との拮抗作用があるので、銅の摂り過ぎは亜鉛の欠乏に繋がり、反対に亜鉛の大量摂取は、銅や鉄分の不足に繋がります。亜鉛と銅のバランスは、亜鉛が１０に対して、銅が１です。

　まずは亜鉛の体に対する働きからご紹介します。

　亜鉛は体内で製造されるスーパー・オキサイド・ジムスターゼ（ＳＤＯ）と呼ばれる強力な抗酸化酵素の成分となります。その他にも１００種類以上の酵素の製造に関わっています。これらの酵素の体内への生理的役割は、免疫機構の補助、創傷治癒、精子形成、味覚感知、幼児の成長など多岐にわたります。また鉛とカドミウムを取り除く際にも有効に働きます。

　男性の体重７０kgの人には、約２〜2.5ｇの亜鉛が含まれると言われています。日本人の摂取基準量は、男性は１日に８〜９mg、女性は６〜７mg（上限３０mg）です。

　亜鉛の過剰な摂取は、前述したように銅や鉄分の欠乏を引き起こし、善玉コレステロールと呼ばれている血中ＨＤＬ（高比重リポタンパク質）を低下させます。

　反対に、欠乏すると、最初に胃腸機能や免疫機能の低下による下痢が見られ、活動力の低下、記憶力や注意力の低下、そして何よりも味覚障害が見られると報告されています。

　亜鉛欠乏による細胞分裂によって影響するとして発表されているのは、

★味覚障害
★口、目、肛門付近の湿疹
★水泡や膿を伴う皮膚炎
★脱毛
★傷の治りが遅い
★風邪を引きやすい
★食欲不振
★自閉症
★情緒不安定
★前立腺肥大
★動脈硬化
★性機能の低下

　などがあります。

　また、亜鉛はインスリンの構成要素でもあり、低血糖症の基本的要因であると言われています。更に肉類を消化するアルカリフォスファターゼ（ＡＬＰ）の働きも低下するとも言われています。

　男性にとって心配なのは、性欲減退や性機能低下、また前立腺肥大でしょう。しかし前述の通り、大量摂取するのは危険です。そこで簡単な検査方法がありますので、ご紹介しておきます。

　まず、亜鉛のサプリメントを摂る時は、口の中で錠剤を噛み砕いてみて下さい。もし味がしないようでしたら、亜鉛不足が疑われますので摂取して下さい。しかし「オエッ」と不味いと感じたら、あなたの体内の亜鉛量は充分に満たされています。吐き出して下さい。

　このようにして口の中で噛み砕いて、味がするかどうかで亜鉛不足を検査することが出来ます。特に５０代から増え始め、８０歳では男性の８０％以上に認め

●ビタミンとミネラル

られる前立腺肥大症を予防するには、常に亜鉛不足に気を付けたいものです（自分を含めて）。

ここで亜鉛を多く含む食材をご紹介しておきます（カッコ内は１００ｇ中の含有量）。

亜鉛はカキ（７ mg）、レバー（６ mg）、牛肉（４ mg）、チーズ（３ g）、エビ（２ mg）、卵（１ mg）に含まれています。

MEMO

その他の栄養学

血液型ダイエット

　実は少し前から、この先、栄養学の何を伝えようか迷うようになりました。今までに、代表的なミネラルをご紹介してきました。確かに体が必要とするミネラルは、まだまだ山ほどあります。セレン、クロム等々、それに抗酸化作用が強いカロチノイドのことや、フラボイドのこと・・・

　これでは切りがない、締りがないし、ドンドン印象が薄れて行くなぁと悩みました。この辺りで、ちょっと新鮮な空気を入れるべきだと考えました。

　自分でも以前に何をどこまでご紹介したか、少々忘れかけている部分もあります。これでは読んでいただいている方々も、きっと戸惑い初めている部分があるに違いないと・・・

　そこでこれからは暫く、"血液型ダイエット"と称して、私たちが持つ血液型と、健康との繋がりを紹介して行こうと決めました。ダイエットは、本来持つ"健康になる"という意味で、決して"痩身"という目的ではありません。

　もう１５年以上前ですが、栄養学に関する本を読み漁っていた時、ピーター・ダダモ博士の『**ダダモ博士の血液型健康ダイエット**』(集英社文庫) に出会いました。素晴らしい考え方だと感動しました。

　もっと学んでみたいと、検索してみると『**ダダモ博士のＮＥＷ血液型健康ダイエット**』(集英社文庫)(**写真18**)も出版されていることを知り、すぐに購入して読んでみました。前述した本と重複する部分もありましたが、最初の本では理解できなかった部分が、新し

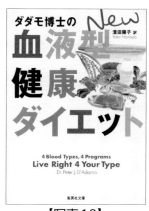

【写真18】

い本で理解できました。しかし反対に、新たに分からない部分も多々出てきました。

　そこで再びネットで検索して調べてみると、"回虫先生"として有名な藤田紘一郎先生の『**パラサイト式血液型診断**』(新潮選書)、『**血液型の暗号**』(日東書院)(**写真20**)、『**腸を整えれば心も体も必ず元気になる**』(日本文芸社)等々の本と出会うことが出来ました。

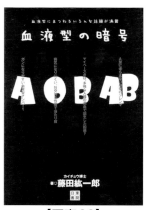

【写真20】

　お二人の本を比べてみると、多くの共通した部分もありましたが、臨床経験を基に調べているダダモ博士に対して、藤田先生は科学的根拠を重視して、研究を

続けておられるような印象を受けました。

また困ったことは、ダダモ博士の情報量が多すぎて、いったいどこまで受け入れるべきなのか困惑しました。

これから自分なりに理解した部分を少しずつ、やさしくご紹介して行こうと思います。

私たち人間（ホモサピエンス）は、最初の血液が"O型"から始まったことが判明しています（狩猟民族）。そして数万年前に"A型"の出現（農耕民族）、続いて"B型"の出現と続き（遊牧民族）、最終的に"A型"と"B型"から"AB型"が出現したようです。これだけでも不思議な進化だと思います。

そこで各国の血液型の分布を調べてみました。すると日本には面白い傾向があったのです。

何と日本で一番多い血液型が"A型"で約４割を占めます。続いて"O型"の約３割、次が"B型"が約２割、最後に"AB型"が約１割です。

これはアジアの典型的なパターンかと思いきや、隣国の韓国は"A型、B型、O型"が殆ど同じ３割を占め、"AB型"も１割を超えています。調べてみると、韓国には約11％のAB型の人たちがいるのですが、これほどAB型の人がいる国は他にはありませんでした。

一方、中国では"O型"が最も多く、続いて"A型"と"B型"がほぼ同じで、"AB型"は約８％です（ちなみに日本は９％）。隣国でもこんなに違うことに驚きました。

調べてみると、やはり"O型"が一番多い国が多く、反対に最も"B型"が多い国は、インド、イラン、アフガニスタン、パキスタンだけでした。色々な驚きが続きました。

そして一番驚いたのはアメリカで、何と"O型とA

型"で全体の約８６％も占めるのです。不思議でした。

確かにネイティブ・アメリカンは"O型"が多いのでしょうが、"B型"は約１０％、"AB型"は４％しかいないのです。

世界中の移民によって作られたアメリカは、普通に考えれば、もっとバラエティに分布していると思います。これは土壌や気候なども考える必要がありそうです。

これから今までに経験した血液型の不思議さを、これから暫くの間、ご紹介して行きたいと考えています。

国によって血液型の傾向が異なるとご紹介しました。ご紹介した藤田紘一郎先生は、血液型によって罹りやすい病気があったり、特定の病気になり難い血液型があると指摘しています。そのため、流行り病で減少してしまう血液型と、疾患に罹り難い血液型があるので、偏った特定の血液型が残るのだそうです。納得できる説だと思います。

では日本人を考えてみましょう。ご紹介したように、日本人で一番多いのはA型です。しかし、人間の原型は狩猟民族であったO型であり、次に農耕民族となって発現したのがA型と言われています。

日本人はまさしく農耕民族ですので、A型が多いことには納得が行きます。以前から農耕民族には何故A型が多いのかを長い間、考えています。狩猟のため移動することを止め、穀物を育て、僅かな家畜を育てながら生活をするようになったのはどうしてでしょうか。

理由の一つは、故郷であるアフリカを離れて、ヨーロッパやアジアに移動してみても、以前のアフリカのように、動物が豊富にいなかったと推測されます。また動物の代りに、魚介類や穀物が豊富に手に入るようになったのではないでしょうか。

A型は、ヨーロッパや北米に多い傾向があるようで

●その他の栄養学

す。また気になるのが、海に面している国に目立つような気もします（そう考えると、日本も海に囲まれています）。ひょっとすると魚を食べるようになったのも、Ａ型が増えた要素なのかも知れません。

　日本人は船を作り、漁業で大量の獲物が得られれば、動物を求めて他の土地に移る必要はなく、海草類には豊富なミネラルが含まれていますから、栄養バランスも整っていたとも考えられます。

　そこで世界中にマクロビオティックを広げた久司道夫さんの本を読んでいた時に、印象に残った部分を思い出しました。それはアメリカで採れるカボチャの話しです。

　アメリカのカボチャは大きいのですが、日本のカボチャのように煮込んで食べても美味しくなく、味も大雑把なので、クリームや砂糖を大量に入れた料理が多かったような気がします。

　ハローウィーンで飾るカボチャも、中身をくり抜いてロウソクなどを入れて飾った覚えはありますが、くり抜いた部分を食べた記憶はないので、おそらく不味くて食べられなかったのだと思います。

　アメリカのカボチャに不満を抱いた久司さんは、こっそりと日本産（確か北海道産だったと思うのですが・・）のカボチャの種をこっそりとアメリカに持ち帰り、アメリカで育ててみたそうです。

　すると１年目に収穫したカボチャは日本産と同じ、美味しいカボチャに育ったそうですが、３代目になると、アメリカで摂れるカボチャと同じ味になってしまったそうです。つまり土壌や天候の違いです。土壌に含まれるミネラルやビタミン等が微妙に異なると、それを食べる人の体質も変化するのかも知れません。それらが要因となって、血液型にも影響を及ぼすとも考えられます。

　アメリカは移民が殆どですから、本来であれば、全ての血液型がバランスよく存在している筈です。しかしアメリカは、Ａ型が４１％、Ｏ型が４５％で、この２つの血液型だけで８６％を占めます。残りのＢ型は僅かに１０％、ＡＢ型は４％に過ぎません。

　おそらく移民した当時は、色々な血液型だったのが、アメリカの土壌で育った食べ物を食べ続ける内に、Ａ型やＯ型の増加へと移行していったのではないでしょうか。

　そこでアメリカに住む人種の人数を調べてみました（２０１０年頃）。するとヒスパニック及びラテン系が一番多く、約５，５００万人、ドイツ系が４，５００万人、そして意外にもアフリカ系は３，９００万人でした。アフリカから連れ出された黒人は、おそらく殆どがＯ型だろうと思うのですが、人口的には第３位でした。

　続いてアイルランド系、イングランド系を合わせると６，４００万人もいます。つまり決してアメリカ黒人が大半を占めている訳ではなかったのです。ちなみに日系アメリカ人は１１０万人でした。この結果からも、土壌が与える血液型への影響が大きいと確信を持ちました。その他にも気候や、野菜の種類、肉類の種類なども関与してくると考えられます。

　アメリカの女性は３人に１人の確率で、乳ガンが発症していると聞いたことがあります（日本人は確か８人に１人）。しかしアメリカでは７０年代のマクガバン・レポートを始め、チャイニーズ・スタディなどが発表され、今では多くの人が肉類を減らし、積極的に野菜を摂取するようになったと聞きます。確かにガンの発生率は低下しているようですが、この数十年で乳ガンは倍以上に増えていることは不思議です。

　またＡ型の女性が乳ガンになりやすいとの報告もあります。自分はＰＣや携帯電話から発生する電磁波が大きく関与していると考えていますが、このことは又の機会に譲ります。

血液型の発見

　血液型による不思議は、まだまだ続きますが、血液型とは何であるのかを簡単にご紹介したいと思います。

　血液型の違いはオーストラリアの病理学者であるカール・ラントシュタイナー博士が、血液型抗原が他の血液型に抗体を作り出すことを発見したのが最初です。今からたった１１７年前の１９００年のことです。

　ちょっと待ってください。１９００年と言えばオスラー結節などで有名なウイリアム・オスラー内科医（１８４９〜１９１９）が活躍していた頃です。当然ながら１９００年以前も手術が行われていたでしょうから、輸血も行われていた筈です。血液型の違いを知らずに輸血していたのかも知れません。恐ろしいことです。

　異なる血液型が混ざると、凝集や溶血反応を起こしてしまうことは、今では医療に携わっていない人でも知っている事実です。恐らく以前は異なる血液型の輸血を受け、体調が悪化して、命を落とした人も大勢いたのでしょう。

　１９００年にラントシュタイナー博士が発見した血液型はＡ、Ｂ、Ｃ型に分類され、翌年１９０１年に世の中に発表されます。そして１９１０年に発見された第４の血液型はＡＢ型として定められ、“Ｃ型”とされていた型の血液型は、後述しますが抗原を持たない“ゼロ”という意味で“Ｏ型”に変更されたそうです。

　そして１９３７年にアカゲザルを使った実験で“Ｄ抗原”が発見され、アカゲザルの英語のRhesusから命名された“ＲＨ因子”が発表されています。日本では余りＲＨ因子は注目されませんが、それは日本人の９９.５％がＲＨ＋であるからでしょう。

　ちなみにＲＨ－の女性がＲＨ＋の胎児を妊娠すると抗体を作ってしまい、２回目以降の妊娠で病気や流産

の原因になる可能性があるそうです。

　調べながら驚きました。血液型が発見されてから、まだ１００年少々しか経っていないのですから。自分が大学で医学の勉強をしていたのは８０年代です。つまり血液型やＲＨ因子が発見されてから、まだ１００年も経っていなかったのです。

　確かにＤＮＡの二重螺旋構造が解明されたのは１９５３年ですから、今から考えると、医学の進歩に驚かされます。今では全ての遺伝子まで解読され（２００３年）、次々に医学は進歩し続けています。スピードの速さに驚きの連続ですね。

　人類の最初の血液型が“Ｏ型”であったことは前述しました。今でも世界中で最も多い血液型は“Ｏ型”です。では“Ｏ型”と他の血液型の違いは何なのでしょう。

　血液には血液型によって異なる血液型抗原が含まれています。血液型抗原とは、赤血球の表面に存在する抗原です。抗原は自分以外の抗原（異なる血液型抗原以外にも、バクテリア、ウイルス、ばい菌なども含みます）が体内に侵入してくると、それに対応するために抗体という物質を作ります。抗体は体内に侵入する異端者に対して攻撃して、体を守ってくれる自衛隊のようなものだと考えてください。

　実は“Ｏ型”は抗原を持ちません。赤血球にはフコースという鎖状に繋がった糖がついています。そのアンテナのようなフコースだけを持つ単純な構造な血液型が“Ｏ型”です。

　しかし“Ａ型、Ｂ型、ＡＢ型”には、そのフコースの先っぽに抗原がついているのです。名前はややこしいので省きますが、“Ａ型”や“Ｂ型”は独自の抗原を持ち、“ＡＢ型”は“Ａ型”と“Ｂ型”の両方の抗原を持っています。

　つまり“Ｏ型”だけであった人類は、何らかの理由で敵から身を守る手段として、新たな抗原を作り出し

●その他の栄養学

たのでしょう。その敵が何であるかは、想像するしかありませんが、時間が空いた時は、空想の世界に浸っています。何か思い付いたら報告します。

血漿の適合は、次のようになります。
★Ｏ型：全ての血液型（Ｏ、Ａ、Ｂ、ＡＢ型）に輸血できます。
★Ａ型：Ａ型とＡＢ型
★Ｂ型：Ｂ型とＡＢ型
★ＡＢ型：ＡＢ型のみ
　"ＡＢ型"は、同じ血液型しか受け入れられません。

これが要因となって、まだ人数が少ないのかも知れませんが、きっと何か他にも理由がある筈です。一応、栄養学の立場から想像していますが、何か他の特別な理由もあったのでしょうね。空想の世界が広がります。

レクチンについて

ここからは、その血液型と食べ物との関係について考えてみたいと思います。血液型によって食べ物の影響を受けるのは、レクチンと呼ばれるタンパク質です。レクチンとは、糖鎖に結合活性を示すタンパク質の総称で、まだ完全には解明されていないようです。

それはレクチンは多量体（幾つもの結合要素を持つ）を形成するため、分子サブドメイン内に糖認識サイトを１つしか持っていない場合でも、多量体を形成することで、糖鎖分子を介した架橋を形成する能力を発するからだそうです。

しかし、ここでご紹介させて頂いている多くの情報源であるピーター・ダダモ博士は、特定の血液型に反応するレクチンには、注意が必要だと警鐘を鳴らしています。

■ピーター・ダダモ博士
アメリカを代表する自然療法学の医師。ワシントン州シアトルのジョン・バスティア大学自然療法医学卒業。血液型別健康法に着目した父ジェイムズの研究

を発展させ、コネティカット州スタンフェードのクリニックで臨床に携わりながら、著作や講演活動を精力的にこなしている。「自然療法医療ジャーナル」誌の創刊者・名誉編集長でもある。
（集英社文庫：『ダダモ博士の血液型健康ダイエット』より抜粋）

博士は、私たちが普段摂取している食事に含まれるレクチンの９５％は体外に排除されると説明しています。しかし残りの５％は血液内に侵入して、赤血球や白血球を凝集させ、しかも破壊すると言っています。

そしてレクチンの働きは、消化管内で最も活発化され、敏感な腸の粘膜に激しい炎症を起こすことも多いそうです。また特定の血液型に反応するレクチンの場合は、少量でも非常に多くの細胞を凝集させてしまうと提唱しています。しかし、どの食品も危険であるのではないそうです。

レクチンを多く含む食品は、豆類、魚介類、穀物、野菜で、私たちは、特定な血液型に反応して凝集作用を起こすレクチンを避ければ大丈夫なのだそうです。

例えば小麦に含まれるグルテンは有名ですが、グルテンは小腸の壁に凝集反応を起こし、腸にひどい炎症を起こしたり、腹痛を伴う過敏性腸症候群を引き起こします。この事実は、現在アメリカで大きく注目されています。

特にＯ型の人は、グルテンによる反応を示しやすいと言われ、今ではグルテンフリーの食品まで流通しているようです。ちなみにウナギの血中に含まれるレクチンは、Ｏ型の赤血球を凝集させてしまうことも証明されています。

食品によってレクチンの種類は異なります。
前述した小麦に含まれるレクチン（グルテン）と、大豆に含まれるレクチンの構造は異なりますので、それぞれの組み合わせの違う糖に密着します。つまり小麦も大豆も病気の原因となるか、優れた栄養素になるかは、血液型で異なることになります。

ロシアの研究者によると、精神障害者の脳は、ある種の食品に含まれるレクチンに対して、普通の人の脳よりも敏感に反応すると発表しています。

またアメリカでは、関節炎で苦しんでいる人たちの多くは、トマト、ナス、ジャガイモなどのナス科の野菜を避けている人が多いそうです。何故ならナス科の植物には、関節炎を悪化させるレクチンが非常に多く含まれているからだそうです。

特定な植物に含まれるレクチンは、白血球の受容体に働きかけ、白血球を急激に増殖させるそうです。このような働きをするレクチンは、ミトゲン（分裂促進剤）と呼ばれ、ミトゲンは細胞同士をくっつけて血管を塞ぐのではなく、他の物質に自分をくっつけるのだそうです。例えばヤマゴボウの葉や茎は、白血球の増殖を増やす働きの強いレクチンが含まれているそうです。

こう見てみると、自分たちは自分が持つ血液型の相性を知っておく方が良さそうです。
特に体調を崩している時は、自分の血液型に合わない食べ物は避けるべきではないでしょうか。

そこで次に個別の血液型に合わない食べ物をご紹介します。

最初にお断りしておきます。自分は血液型で性格判断をしようとは、微塵にも考えてはおりません。人は、それぞれの生まれた土地、時代、環境、両親や親類、友人関係などの人間関係などで、性格は築かれるものだと信じています。故に血液型で性格判断は出来るとは思っていません。しかし今までの経験から、血液型による相性や傾向は多少はあるような気はしています。

ある時、高校時代の気の合う友人が集まった際に、血液型の話しになりました。すると何と１０名近くいた友人たちは、全員Ａ型だったのです。驚きました。偶然とはいえ、そんなことが有り得るのかと・・・

今まで、血液型による健康ダイエットをご紹介する上で、色々と悩みました。食に関わることに、血液型で判断して、「貴方はＯ型だから、これは食べても良いけど、これはダメ」などと決めつけても良いのかと迷いました。もちろん最終的な結論は出ていません。が、ある傾向として受け止めて頂ければと思っています。

基本的なデータは以前ご紹介したピーター・ダダモ博士と藤田紘一郎先生の著書から得たものです。そこに自分の経験を加えました。

Ｏ型

まずはＯ型から始めます。それは私たちの祖先はＯ型から始まったからです。元々はアフリカで発生したネアンデルタール人もＯ型でした。Ｏ型の主生活は狩猟です。それから約４万年前頃にクロマニヨン人が発生したと言われています。

しかし２～３万年前にアフリカの人口が増え過ぎて、多くの動物が減り始めたことが要因となって、人類は全世界に移住を始めたと考えられています。当時の人間はＯ型でしたから、今でも多くの原住民はＯ型が多いようです。不思議な点も多いのですが、何故かＯ型なのです。

Ｏ型の人は、狩猟民族の食事が適応することになります。つまり主な食事は肉類と野菜が適しています。しかし問題なのは、穀類、パン、豆類、そして乳製品が合わないということです。

特にＯ型の人は何故か小麦が合いません。特に小麦粉に含まれるグルテンに適応できないというデータが出ています。グルテンは小麦粉に粘り（コシ）を作り出す成分です。
この数年、アメリカでは最近グルテンが注目されています。何故かアメリカから帰国した人たちは、口を揃えたように、"グルテン、グルテン"と騒ぎ立てます。

確かにアメリカ人の４１％はＯ型です（ちなみに日

●その他の栄養学

本人は３１％）。そう、グルテンは、前回ご紹介したレクチンの一種で、タンパク質の仲間です。でもグルテンが問題になるとしたら、"グルテンが豊富"と謳って宣伝している讃岐ウドンはどうなるのでしょう。そこで今回は"讃岐ウドン"を基に色々と調べてみました。

ネットで調べてみると、驚く情報が得られました。日本の土地での血液型の分布を調べてみると、何と四国は圧倒的にＡ型が多いのです。極端な結論ですが、讃岐ウドンの特産地である香川県を含め、徳島県、高知県、愛媛県にはＡ型が多い傾向にあるようです。詳細は後に持ち越しますが、、Ａ型は小麦に適応するのです。これは偶然の一致でしょうか。ビックリしました。

更なるデータを収集してみるつもりですが、どうも"食"と"風土"が血液型と深い関係を持つように思えてきました。"粗食"で著名な幕内秀夫さんは"風土はフード（Food：食事）"と表現していますが、まさに現実になってきたような気がします。"日本人には日本食"と多くの栄養学者が提唱しているのも頷けます。

Ｏ型の人に合わないとされる主な食材をご紹介します。決して無理はせず、体調が崩れている時や、選択肢がある時に控える程度で良いと思います。

■Ｏ型の人に合わないとされる主な食材
● 肉類：
  豚
● 魚類：
  キャビア、巻貝、スモークサーモン、タコ
● 乳製品：
  殆どのチーズ類（バター、モッツアレラチーズを除く）、牛乳、ヨーグルト
● 豆類：
  赤・白インゲン、レンズ豆
● パン類：
  小麦を使ったパン類、ベーグル、マフィン類
● 穀物：
  小麦を使ったパスタ、クスクス、オート麦粉

● 野菜：
  アボガド、白菜、キャベツ、トウモロコシ、ナス、マッシュルーム、しいたけ、オリーブ、ジャガイモ、アルファルファ、芽キャベツ
● 果物：
  ブラックベリー、ココナッツ、メロン、オレンジ、イチゴ、ミカン
● 香辛料：
  シナモン、コーンスターチ、ナツメグ、黒・白コショウ、バニラ、りんご酢、ワインビネガー
● ジャム：
  ケチャップ、ピクルス
● 飲料：
  コーヒー、蒸留酒、コーラ、ソーダ、清涼飲料水、紅茶

Ａ型

Ａ型は紀元前２.５万年前から１.５万年前に、アジアか中東で発生したと考えられています。Ｏ型である狩猟民族であった時代から、定住型の農耕民族に変化したことで、Ａ型が発生したようです。穀物を栽培し、家畜を飼うことで、狩猟を主としていた人々の生活は一変したのです。

これは自分には受け入れ難いダーウィンの"進化論"における"突然変異"に相当することなのかも知れません。しかし自分としてはラマルクの"要、不要の法則"として考えてみたいと思います。

一定の土地に住みつき、人口の多い社会で生き残るために、集団生活を受け入れるように、肉食に適した消化能力を不要とし、穀類を主食とする消化器官を必要としたのではないのでしょうか。

実際に、人口密度が高い社会で発生しやすいコレラや天然痘に対して、Ａ型はＯ型よりも、生き残る率が高いことが示されています。藤田紘一郎先生の考えに一致します。

アジアや中東から発生したＡ型は、地中海やアドリ

その他の栄養学

ア海、エーゲ海の沿岸に広がって行きますが、不思議なことにアジアに属する日本もA型が一番多いのです（３８％）。

　一説ですが、日本は３万年前にモンゴロイドが大移動で侵入し、当時はO型が主流だったようです。次にB型のモンゴロイドが1.5万年前に流入して、最後に稲作の技術を持ったA型が進入してきたのが５千年前と考えられているようです。そうすると、５千年前に日本にやって来た人種が、それ以前に定住していたO型やB型を圧倒してしまったことになります。

　血液型が抱く数々の不思議なデータは、自分にとって生涯を掛けての課題となりました。残りの人生、じっくり時間をかけて、ゆっくりと考えて行きたいと思います。

　ではA型の特徴をご紹介します。まず菜食に適応する血液型ですので、マクロビオティックが勧めるような食事が適しているようです。A型は繊細な消化管を持ち、胃酸の分泌が少ないので、胃酸と共に分泌される内因子（タンパク質）が少ないので、ビタミンB12を吸収し難く、悪性貧血になる率が上がります。またA型の免疫系は異物に対する耐性を備え持ちますが、特定の腫瘍には弱い傾向があるようです。

　A型はO型とは正反対の特徴を持ち、動物性タンパク質がO型にとって代謝の効率を高めるのに対して、動物性タンパク質はA型の代謝を低下させ、脂肪として蓄積してしまいます。反対に植物性タンパク質は代謝を高めます。

■A型の人が避けたほうがよい食品リスト

- 肉類：

  ベーコン、ハム、サラミ、ソーセージ（これらの亜硫酸塩を含む食品は、胃酸の分泌が少ないA型には合いません）、牛、鴨、マトン、豚、鹿

- 魚介類：

  アンチョビ、キャビア、貝類（例外でエスカルゴはA型のガンを防ぎます）、カニ、ニシン、カニ類、スモークサーモン、タコ、イカ

- 卵と乳製品：

  ヨーグルト、ゴート（ヤギ）以外の乳製品（チーズも含む）

- ナッツ類：

  ブラジルナッツ、カシューナッツ、ピスタチオ（ピーナッツやカボチャの種はA型にとって抗ガン作用があるので２日に１回は食べることをお勧め）

- 豆類：

  （A型にとって重要なタンパク質源ですが、例外があります）赤インゲン、白インゲン、ライ豆、ヒヨコ豆

- パンとマフィン：

  イングリッシュマフィン、全粒小麦パン

- 穀物とパスタ：

  （A型は穀物が主食ですが、例外があります）精白小麦粉、全粒小麦粉、ホウレン草パスタ

- 野菜：

  白菜、キャベツ、ナス、マッシュルーム、シイタケ、オリーブ、ピーマン、イモ類、唐辛子

- 果物：

  （パイナップルを除いたトロピカルフルーツ）バナナ、ココナッツ、マンゴー、メロン、オレンジ、パパイヤ、みかん

- ジュース：

  オレンジ、パパイヤ、トマト（トマトにはパンヘマグルチナンと呼ばれるレクチンが含まれ、O型とAB型以外には悪影響を与えるそうです）

- 香辛料、調味料：

  ゼラチン、白・黒コショウ、リンゴ酢、ビネガー、バルサミコ酢

- ジャム、ソース：

  マヨネーズ、ケチャップ、ウースターソース（栄養学者である幕内秀夫さんは、これらを総称してマヨケソと呼んでいます）

- 各種飲料：

  ビール、ソーダ、コーラ、清涼飲料水、紅茶

  ＰＳ：自分はA型なので、何とも辛いデータです。なるべく実生活に取り入れようと努力しています・・・

Ｂ型

Ｂ型は紀元前１.５～１万年前に、今のヒマラヤ山脈帯に近いパキスタンやインドの辺りで発生したと考えられているようです。狩猟民族であったＯ型や、農耕民族になって発生したＡ型とは異なり、Ｂ型は遊牧民族として生まれました。Ｂ型はＯ型と似ている部分もありますが、全く異なる特有の性質も備え持ちます。

基本的にＢ型は丈夫で、三大疾患（ガン、脳疾患、心臓疾患）に罹っても、回復する確率が高いのですが、免疫系の疾患（多発性硬化症、慢性疲労症候群など）に弱い性格も備えています。ですがＢ型はバラエティに富んだ食生活に適応しますので、Ａ型やＯ型の人と比べたら、非常に豊かな食生活が楽しめます。うらやましい限りです。

多くの食品に対応できるＢ型ですが、適応しない食品が幾つかあります。Ｂ型の人に適応しない代表的な食品は、
★トウモロコシ：インスリンの働きを妨げ、代謝の効率を下げます。
★ピーナッツ：代謝の効率を下げ、肝臓の働きを妨げます。
★ゴマ（白・黒）：代謝の効率を下げ、血糖値を下げます。
★ソバ：消化を妨げ、代謝の効率を下げます。
★小麦：エネルギーに変換されずに脂肪として蓄積してしまいます。
★レンズ豆：正常な栄養の消化を妨げ、代謝の効率を下げます。

これらの食品には、それぞれ異なるレクチン（体質に合わないタンパク質）が含まれ、疲労、むくみ、低血糖を引き起こします。Ｏ型でご紹介した、小麦に含まれるレクチンであるグルテンにＢ型も合わない傾向がありますが、Ｏ型ほどではなさそうです。

Ｂ型の人には乳製品がよく合うようです。乳製品を摂取した方が健康になると言われている程です。

ここで不思議に思うことは、再びアメリカ人です。たまたま長期に渡る海外での生活経験がアメリカしかないので、不思議に思うだけかも知れません。

他の国にも幾つか行きましたが、旅行程度の滞在でしたので、それぞれの国の人達の食生活を深く体験することがなかったので、どうしてもアメリカを土台に考えてしまうのかも知れません。

Ａ型とＯ型で８６％以上を占めるアメリカ人は、Ｂ型に適応する食事をしている人が大半を占めます。赤肉を食べ、牛乳やコーヒーをがぶ飲みし、食パンを主食とする食生活です。もちろん欧米化する日本人も、Ａ型とＯ型で７０％近いのですから、アメリカだけを批判することは出来ませんが・・・

最後にＢ型が避けたほうがよい食品リストをご紹介する前に、Ｂ型の人が体重を減らす働きをする食品をご紹介しておきます。

青菜・肉・卵・乳製品・レバー・リコリス（甘草：血糖値の低下を防ぎます）

■Ｂ型の人が避けた方がいい食品
● 肉類：
　鶏、鴨、ハム、豚
● 魚介類：
　アンチョビ、カマス、ハマグリ、巻貝、ウナギ、ロブスター、スモークサーモン、タコ、カキ、エビ、かたつむり、ブリ
● 卵と乳製品：
　ブルーチーズ、アイスクリーム
● ナッツ類：
　ピーナッツ、カシューナッツ、ピスタチオ、ヘイゼルナッツ、ゴマ、ヒマワリの種
● 豆類：
　レンズ豆、小豆、ヒヨコ豆、豆腐、テンペ
● パンとマフィン：
　ベーグル、コーンマフィン、ライ麦、全粒粉小麦パン
● 穀物とパスタ：
　ソバ、大麦粉、全粒小麦粉、ライ麦粉

- 野菜：

  トウモロコシ、アボカド、キクイモ、オリーブ、カボチャ、もやし、かいわれ、トマト

- 果物：

  ココナッツ、カキ、ザクロ、スターフルーツ

- ジュース：

  トマト

- 香辛料・調味：

  コショウ、シナモン、コーンシロップ、オールスパイス

- ジャム・ソース：

  ケチャップ

- 飲料：

  蒸留酒、ソーダ、ダイエットソーダ、清涼飲料

ＡＢ型

　残されたＡＢ型をご紹介します。ＡＢ型はＡ型とＢ型が合体して誕生した血液型ですから、Ａ型が持つ抗原と、Ｂ型の抗原の両方を備え持ちます。ですからＡ型に似た傾向も備えていますが、Ｂ型に似た性格も備えています。またＡＢ型独自の性質もあり、多面性を持った血液型だと言えそうです。

　ＡＢ型が誕生してから、まだ１，５００年前後しか経っていないと言われています。１，５００年以上前の化石からは、まだＡＢ型が検出されていないのです。そうすると、多くのＡＢ型の人達が主張している「キリストはＡＢ型だった」という説は、本当ではないのかも知れません。

　世界のＡＢ型の分布を調べてみると、殆どの国は５％前後で、幾つかの例外がありましたのでご紹介すると、Ｂ型が多いインド、パキスタン、アフガニスタンには１０％近くおり、韓国は最も多く１１％、そして日本にも９％以上のＡＢ型がいます。

　反対にＯ型が圧倒的に多い国には少ないようで（当前ですが・・・）、Ａ型が５％、Ｂ型が２％しかいないボリビアは、ＡＢ型は何と０％でした。ＡＢ型は、これから増加する新人類であり、最も進化した人達と

も表現できそうです。

　ＡＢ型を概要してみると、臨機応変に環境や食生活に対応でき、異物に対しても耐性が強いのですが、Ａ型の胃酸の少なさと、Ｂ型の肉に対する適応性を受け継いでいるので、少量の肉と他の食べ物を組み合わせて摂取する必要がありそうです。

　またＡＢ型は筋肉線維がアルカリ性になっている時が、最も効率よくカロリーを燃焼させるため、酸性に傾けるグルテンは、体重を減らしたい人には合わないようです。また精神を集中させるヨガや太極拳が適応するようです。

　ＡＢ型の長所は、人間的魅力にあふれているところで、生まれながらのカリスマ性を備えています。アメリカ大統領であったジョン・Ｆ・ケネディーも、またマリリン・モンローもＡＢ型だったそうです。

■ＡＢ型の人が避けた方がよい食品リスト

- 肉類：

  ベーコン、鶏、豚、牛（ラム、マトン、ウサギ、七面鳥は合う）

- 魚介類：

  ハマグリ、ロブスター、スモークサーモン、タコ、カキ、エビ

- 卵と乳製品：

  ブルーチーズ、アイスクリーム、シャーベット、全乳（Ｂ型に似て、ヨーグルト、サワークリーム、カッテージチーズは合う）

- ナッツ類：

  ヘイゼルナッツ、ゴマ、カボチャの種、ヒマワリの種（ピーナッツは合う）

- 豆類：

  あずき、ヒヨコ豆、インゲン豆

- パンとマフィン：

  コーンマフィン

- 穀物とパスタ：

  ソバ、アーティチョークのパスタ

- 野菜：

  きくいも、アボガド、ピーマン、しいたけ、カボ

●その他の栄養学

チャ、ラディッシュ、もやし、かいわれ

● 果物：

バナナ、ココナッツ、グアバ、オレンジ、柿、ザクロ

● ジュース：

オレンジ

● 香辛料・調味料：

オールスパイス、コーンスターチ、コーンシロップ、ゼラチン、コショウ、

● 酢を用いたもの：

リンゴ酢、バルサミコ酢など

● ジャム・ソース・ピクルス：

ケチャップ、ピクルス、ウースターソース

● 飲料：

蒸留酒、清涼飲料水、紅茶

再び痛風

自分には"痛風"という持病があります。最初に発症したのは２８歳の時でした。

カイロプラクティック大学に入学した１学期の時です。

右の足首が捻挫したように腫れ（一般的に痛風は左足の親指の根本に発症しやすい）、何だろうと思いました。ちょうどその頃、ロスアンゼルスのパサディナ市のアパートから、学校に近いグレンデール市のアパートに引越した際、２階から重い荷物を一人で何回も運んだので、その時に捻挫したのだと考えていました。

しかしその後も、何故か大きなテストが終わって数日すると、右足首が痛むようになりました。原因不明です。気になって学校のクリニックに行き、知り合いのインターンに相談して診てもらいました。

坐骨神経痛だとか、腰椎の椎間板ヘルニアではないかと色々と言われ、治療も受けましたが、何故か大きなテストが終わると再び足首に痛みが生じ、しかも再発する度に徐々に悪化し、１０学期制度の５学期あたりになると、歩行困難になるほどにまで悪化しました。

５学期か６学期の時に、"血液診断学"のクラスがありました。クラス全員が各々の血液検査を受けます。自分も血液を採取し、検査結果を受けたので、念のために担当教授に見てもらいました。風邪を引いていた教授は、鼻水をティッシュー・ペーパーでかみながら、「痛風だね」と一言だけ告げ、面倒臭そうに検査用紙を机に投げ出しました。

"痛風！（英語ではＧＯＵＴ）"強いショックを受けました。確かに検査表を見ると、尿酸値が正常値を大きく上回っていたのです。

"天才と王様の関節炎"と呼ばれる痛風ですが、もちろん自分は天才でもなく、王様でもありません（ちなみにベンジャミン・フランクリン、ナポレオン、ヘンリー８世も痛風だったらしい）。

また痛風は、食通や酒飲みにも多発するとも言われています。確かに酒は飲みますが、食通でもなく、アメリカ人と比べたら、小食であると自負しておりました。しかも試験前は、暴飲暴食している暇などありません。勉強に明け暮れる毎日を過ごしていたのです。

おそらくストレスからの解放と、何らかの関係がありそうです。

症状は悪化して行き、カイロプラクティックの大学を卒業して、アメリカで働いていた頃は、年に２回程"痛風"に悩まされました。

発症するとベットから起き上がることも、歩くことも出来ない状態になりました。

よく「"痛風"は風が吹いても痛いと言うけど、本当なの？」と聞かれます。本当です！

どんなに痛いかと言いますと、"骨折"の痛みに似ています。自分は今まで７〜８回骨折を経験しているので、その痛みと類似していることを身を持って体験しています。

風はともかく、足にかけているシーツや毛布、または布団の重さにも痛みを感じます。

他の人がベットの周りを歩いている振動でも痛みます。

寝ている時は、何とか痛みに耐えられるのですが、足が心臓よりも下がると（立ち上がる等）、ズッキン！、ズッキン！　と激痛が走り、トイレに行く時は大変で、１０メートルも離れていないトイレに到達するまでに数分かかります。

手で壁や家具に身体を支えながら、もう本当に激痛との戦いです。これが数日間続くのです。

消炎鎮痛剤を飲んでいた時もありますが、副作用で両足の裏の皮が全て剥がれ、今でも足底に違和感を感じながら歩いている毎日です（以来、薬に頼ることは一切止めました）。症状が出たら、しっかりと受けとめ、ただただ耐え抜くしかありません。

ある時、日本にいた兄との電話で、「痛風になっちゃってさあ」と話すと「親父も痛風だったし、僕も尿酸値が高いんだよ。痛風は出ないけどね」と教えられました。エッと声も出せませんでした。“遺伝だったんだあ”と・・・

日本に帰国してからも、痛風の発作に悩まされました。しかしアメリカにいた時の体重（７４キロ）が徐々に減り、車の通勤が電車通勤になったことや、食事の量も減り、少しずつ“痛風”が治まり始めました。

今では５３キロまで体重が減りました（最初の６か月で１０キロ痩せた）。渡米した時が６４キロでしたから、約１４年間のアメリカ生活で、１０キロの体重増加は当時はそんなに不自然なことではないと軽く考えていたのですが、おそらく筋肉が落ち、脂肪が増え、運動不足による単なるデブ状態であったと思います。今では体重減少は“痛風”に対する大切な事項だと痛感しています。

体重が減ると、“痛風”の発作も減り、年に数回から、軽い症状が年に１回と減りましたが、２～３年毎に痛

烈な痛みに襲われるようになりました。

歳をとる度に回復も遅れるようで、以前は１カ月から２ヵ月で何もなかったように回復するのが、今では全快するまで３～４か月かかります。これも教訓になっています。

そこで自分の持病である“痛風”を何とか治そうと決心したのです。

２０年ほど前に医者から「尿酸値が高いのは遺伝の要素が大だから、小出しに“痛風”になって尿酸値を下げていた方が、尿酸値が高くて症状も出ずに、腎不全になる人より良いんだよ」と言われたことがあり、「そういうものか」と変に納得していたのです。しかし、それは間違いだと思うようになりました。

以来“痛風”になる度に、色々と自分の体調を観察してみると、まず発症後に尿の色が数日間、著しく変化することに気付きました。オレンジ色に似た黄色い尿が続くのです。

そこで排尿後に直ぐにトイレの水を流さず、暫く観察してみると、黄色い色が沈殿して行き、透明に近い尿と分離するのです。「これが尿酸なんだ」と思いました。

関節に蓄積した尿酸が、炎症を引き起こすことで体外に排泄されているのだと考えました。思えば、帰国後すぐに“痛風”が発症して、左足の膝から指先まで象のように腫れた時、友人に大学病院の教授を紹介され、膝に溜まった水を抜いてもらった時、「尿酸かどうか検査して下さい」とお願いすると、「これは単なる炎症、尿酸の色とは違う。長い経験から尿酸の色と、単なる炎症の色は、はっきりと分かる」と言われたことがあります。

確かに溜まった水を抜いてもらうと、症状的には楽になったのですが、機能的な回復に時間がかかることにも気付きました。おそらく炎症による水分は、近くの筋肉から集まったもので、炎症による水分を抜き

●その他の栄養学

取ってしまうと、筋肉に含まれる水分が減り、元に戻るのに時間が余計にかかると理解しました。実際に回復後に右腿よりも、左腿の太さが減少したのです。

つまり炎症を起こすことで尿酸を薄め、腎臓に送って排泄させる自然に備え持つ身体の防御反応だと気付きました。炎症による腫れた水分は、必要があって腫れているのであって、決して抜いてはいけないのだと悟りました。

次のオレンジ色に近い黄色い尿（尿酸）を常に排泄するには、どうしたら良いのか考えました。確かに、以前の自分の平常時の尿は透明でした。普通は軽い黄色の尿が出るのが正常です。

つまり体内に蓄積された尿酸は、正常な人であれば尿として排泄される筈が、自分は他の人と異なって、その働きが鈍っているのだと考えました。

そこで尿が黄色になるには何が必要か考え、ビタミンB2とB12が黄色の成分となることに気付き、以来、毎日ビタミンB群を摂取するようにしました。

面白いことに、ビタミンB群を摂取していると、黄色に近い尿がでるようになりましたが、ビールなどのアルコールを飲み出すと、透明に変わることにも気付きました。やはり何らかの関連があるようです。

次に気付いたのは、発症後に便が出る度に症状が緩和することです。発症すると、激痛に襲われ、便通が止まります。しかし数日後に快い便が排泄されると、痛みが和らぐことが分かりました。これも体内に蓄積した尿酸が排泄されたのだと思います（少々汚い話しで恐縮です）。

また最近になって、面白いことに気付きました。自分はビールが好きで、「取り敢えずビールね！」派でした。仕事が終わると、まずはビールを飲んでいました。すると尿の色は透明になります。そこで、ひょっとしたらビールの影響が大きいのでは？　と考えました。

そこでビールの代わりに、赤ワイン（ポリフェノールが豊富）にしてみました。するとどうでしょう。翌朝から尿酸と思われる黄色い尿が出るようになったのです。

やはり尿の色が濃くなるのは昼過ぎからですが、朝一番から色付きの尿が出るようになったのです。まだ実験中なので、的確な答えにはなっていませんが、ひょっとしたら大量のビールの摂取が"痛風"の大きな原因（自分にとって）だったのかも知れません。新たな情報をお待ちください。

イチョウの葉エキス

イチョウの葉のエキスに出会ったのは、随分と前のことです。試してみよう、試してみよう、と思いながら現在に至っています。

興味がある学問は数多くありますが、その中で、何故か何回も出会う学問にホメオパシーがあります。最初に出会ったのは、カイロプラクティック大学に在学中の頃でした。10学期制度の半ばの頃ですから、5～6学期の頃だったでしょうか。

1学期前のクラスに米国のワシントン州にあるホメオパシー大学を卒業した学生が編入して来ました。その頃のカルフォルニア州は、ホメオパシーを認可していなかったので、開業するためには他のライセンス（資格）が必要だったので、カイロプラクターの資格を取得しようと編入してきたのです。

きっかけは覚えていないのですが、何故か仲良くなり、よく話しをするようになりました。その時に初めてホメオパシーの存在を知りました。

ドイツ発祥の学問であり、薬（レメディ）を処方する治療法であること程度の情報だったと思います。

卒業後、カイロプラクティック業界では著名な先生が開業なさっている、ロスアンゼルスのオフィスに就職することが出来ました。夢が実現して非常に感動し

たものです。

　そのオフィスでは院長であるドクターの他に、自分を含めた3名のアソシエート・ドクターが働いていました。その一人にドクター・ペディスというアメリカ人女性がおり、色々な面で大変お世話にりました。

　その女性は、カイロプラクティックのホメオパシー専門医を得るため、卒後3年間コースを受講していたのです。ドクターズ・ルームにいると、何時もホメオパシーの素晴らしさを教えられ、また自分も資格を取ることを勧められました。しかしドイツ発祥のホメオパシーのレメディはドイツ語でしたから、英語も満足に出来ていない自分が、何で全くチンプンカンなドイツ語までやらなければならないの？　という思いで敬遠していました。それでもホメオパシーに対して多少の耳年増にはなっていたと思います。

　帰国して数年後、改めて栄養学を学び直そうと決心したことは、今まで何回もご紹介してきました。

　私達は少なくても1日に2回から3回食事を摂ります。それが毎週、毎月、毎年続くのですから、もし誤った食生活をしていたら、色々な悪影響を及ぼすことは確実だと考えるようになりました。

　特定な姿勢を繰り返すと、体の色々な場所に悪影響を及ぼすことに気付き、まずは姿勢を改善する必要性があると実感しました。その内に、食事も私達の体に与える影響も大きいのではと気付いたのです。

　体に生じている歪みをどんなに矯正しても、間違った姿勢や体勢、そして間違った食事をしていたら、再び体に歪みが生じてしまうことに気付いたのです。

　貪るように本を読みました。1カ月に最低でも10冊は本を読もうと決心しました（それは今でも同じです）。人は1つの学問を把握するには、最低60冊以上の本を読まないと分からないと、ある患者さんに教えられ、頭の回転の遅い自分ですから、最低でも100冊以上の本を読まないと、栄養学のことは理解できないと考えました。今まで少なくても200冊を超える栄養学に関わる本を読んで来たと思います（数えたことがないので、正確な冊数は分かりませんが・・・）。

　そこで再び何回も遭遇したのがホメオパシーであり、ホメオパシー発祥の"イチョウの葉エキス"だったのです。

　ある時期にジーン・カーパーという著名なアメリカの栄養学ジャーナリストの本を何冊か読みました。すると「もうこれで栄耀学の第一段階は終了したと考えても良いのでは？」と思うようにもなりました。前にもご紹介した『奇跡の食品』（ハルキ文庫）（写真21）を読んでみると、何と再び"イチョウの葉エキス"が紹介されていたからです。

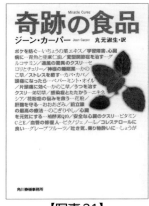

【写真21】

　詳細は後でご紹介しますが、ここでは"イチョウの葉エキス"の効用だけご紹介します。
　ホメオパシーについての知っている限りの情報は、何時か別の機会にご紹介します。

■イチョウの葉エキス"の効用
★アルツハイマー
★認知症
★抑うつ症
★喘息
★アレルギー
★生理前症候群（PMS）
★インポテンツ

★視力の衰え
★老人性難聴
★記憶力の低下
★高血圧
★心臓病
★脳卒中

　自分は余りにも広範囲に渡る効用に戸惑っているのかも知れません。でも年を重ねて行く度に、自分の年齢を感じる度に、"イチョウの葉エキス"に対する興味は深まるばかりです。

骨粗鬆症

　一般的に知られるようになった"骨粗鬆症（こつそしょうしょう）"。男性（２割）に比べて女性（８割）に多発し、骨密度が減少して骨に穴が生じてしまう疾患です。

　体の殆どの細胞が入れ代るように、骨も代謝を繰り返しており、大体４～６ヶ月サイクルで新しい骨が再生されています。

　骨は骨形成（骨芽細胞）と骨吸収（骨破壊細胞）で代謝が繰り返されています。骨粗鬆症は、骨形成速度よりも、骨吸収速度のほうが優ってしまうために生じます。

　日本では高齢女性を中心に、骨粗鬆症は年々増大している傾向にあります。厚生労働省の発表では、自覚症状のない人を含めると、おそらく１，１００万人以上に及びます。先進国であるアメリカでは、自覚症状を訴えている人だけでも、３，０００万人に及ぶと言われています。

　女性ホルモンのバランスの低下が第一の原因だと考えられています。特に、女性ホルモンであるエストロゲンとプロゲステロンのバランス低下が原因であると言われ、更年期以降の女性に多発しています。６０代女性で３人に１人、７０代女性では２人に１人の割合です。

　卵巣で産生されるエストロゲンは、閉経後には６割以上減少するとされ、プロゲステロンは８割以上の生成が減少します。

　多くの医療機関では骨粗鬆症に対してエストロゲンを投与しています。しかし、エストロゲンは骨破壊細胞に影響を与えますが、骨芽細胞をサポートするのはプロゲステロンです。

　アメリカでは自然の中から抽出した、プロゲステロンと全く同じ分子構造のもの（クリーム状）が販売されています。イモ類のヤムから採集できるそうで、以前、当オフィスも個人輸入でプロゲステロンを購入して、小出しで患者さんに無料で配ったこともありました。

　米粒大の量で大きく反応するので、反対に怖くなり、骨粗鬆症でお悩みの方には、個人輸入で購入できることを伝えるだけにしています。値段もリーズナブルだったと覚えていますが、自然な形で生産されているものかをよく確認してから、慎重にお選び下さい。

　エストロゲンも人工的に合成されたものではなく、自然から摂取することが出来ます。以前、リウマチ専門の先生に、何故、自然から摂取されたエストロゲンやプロゲステロンを使わないのか聞いてみました。すると、「厚生労働省が認めた"薬"の方が、安全に決まってるじゃないか」と反論されてしまいました。副作用がある人工合成された薬より、自然から摂取したものの方が副作用は少ないのではと思ってしまうのは、自分だけでしょうか。

　話しを戻しますが、閉経後は主に副腎皮質が女性ホルモンを作ります（もちろん閉経前も生成しています）。そして、その原料は肝臓で作られたり、食べものに含まれるコレステロールです。日本での総コレステロールの上限は２２０mg/dlですが、最も長生きできる値は２３０～２５０mg/dlであることは、多くの研究で証明されていますし、今までに何回もご紹介しました。

また政府も、高齢者は小太りの方が健康を保てると発表しながら、メタボリック症候群が問題だと騒ぎ立て、何か矛盾しているような気もします。

「私の総コレステロール値は１００前半なの」と自慢している人がいましたが、総コレステロールが低下してしまうと、ガンになる可能性が高くなることが判明しています。

低体温を気にしない人もいるようですが、体温が３５度台の人もガン細胞が増殖しやすいことも確認されています。

また、高脂血症で投与されるスタチン類は、横紋筋融解症を始め、多くの副作用があることもご紹介して来ました。高脂血症による薬を服用している方は、もう一度、主治医の先生とご相談された上で、継続して薬を服用するのかどうかご検討して下さい。セカンド・オピニオンを選択する方法もあります。ちなみにヨーロッパでは、高脂血症は総コレステロール値が２８０mg/dl以上で、血圧が１６０mmHg以上になって初めて診断が下されているのです。

また副腎皮質には、ビタミンＣが大量に存在しています。つまりビタミンＣの摂取量が減ると、副腎皮質で作られる女性ホルモンの生成に影響すると考えられます。お肌のツヤや肌荒れ対策も含め、ビタミンＣの摂取もお勧めします。

骨粗鬆症になる原因に、"カルシウム不足"が言われています。体内のカルシウムが低下すると、骨粗鬆症だけでなく、反対に血管内にカルシウムが沈着してしまい、動脈硬化、糖尿病、または高血圧や骨折が多発する、"カルシウム・パラドックス"と呼ばれる疾患が生じます。

体内のカルシウムが不足すると、副甲状腺からホルモンが送られ、骨からのカルシウムが血中に流入して、血管内に沈着してしまうことで動脈硬化が生じ易くなるからです。

しつこいですが、カルシウム不足というと、真っ先

に思い浮かぶのは、"牛乳"だと思いますが、前に牛乳の話しをご紹介しましたが、ネットで検索していたら、ホノルル大学客員教授である久間英一郎先生が紹介している文章に出会いましたので、全文ではありませんが、ここに引用させて頂きます。

"中高年の方の食養相談にのっていて「牛乳」に対する錯覚（牛乳は、飲めば飲むほど健康に良い）がひどく、これは健康上、ゆゆしきことですので今回はこの問題について書きます。

この錯覚はどこから来たのか、戦後のアメリカ占領政策（日本にパン食を定着させてアメリカの小麦を売りたい）に端を発しています。パン食に味噌汁は合いませんので必然的にパンには牛乳ということになります。また、「牛乳は完全食品だから健康によい」と学校給食に取り入れたり、保健所・医師がこぞって勧めるに到ってからは、日本人は「牛乳＝カルシウム（完全食品）＝骨（健康）」という公式がマインドコントロールされてしまったのです。"

牛乳にはカゼインと呼ばれるタンパク質が含まれ、体内に入ると胃や腸の周りに膜を張りますので、カルシウムやビタミンＤを吸収することができません。

論文を探してみると、平均して２０％前後の吸収度結果が多く、０％と提唱している論文もある程です。

もう一つだけ久間先生の文章をご紹介します。

"次に牛乳に含まれる脂肪の質が問題です。牛乳の脂肪は、ほとんどが飽和脂肪酸（コレステロールを増やす）であり、これが動脈硬化、心臓病、脳卒中等の原因になりやすくなります。他にも牛乳は、白内障、糖尿病、鉄欠乏性貧血、視力低下、虫歯（歯並び）、自閉症などと深い関係があることが発表されています。国際自然医学会会長、森下敬一博士は、「牛乳は腸（血）を汚しガンをつくる」といっています。"

これではカルシウムどころではありませんね。また以前ご紹介したように、狩猟民族である血液型がＯ型の人や、農耕民族であるＡ型も乳製品は合いません。ちなみに牛乳を世界一摂取しているノルウェーの骨折

率（骨粗鬆症を含む）は、日本の5倍です。また砂糖や動物性食品も体内のカルシウムを奪うと報告されています。

カルシウムの摂取は、以前にもご紹介しましたが、"硬水"を飲むことをお勧めします。カルシウムはマグネシウムとの関係がありますから、硬水にはどちらもバランスよく含まれています。日中にデスクの上に置き、室温でチビチビ飲んでいれば、500mlぐらいは以外に簡単に飲めます。

就寝前はなるべく避けて下さい。日中が適しています。

次に問題となるのは、"運動不足"です。しかしスポーツジムに行く必要はありません。散歩や、散歩より少しだけ早歩きをすれば充分です。1日に1時間を目標に、何回かに分けて歩いても効果があります。

最後に骨粗鬆症に対する検査方法をご紹介します。X線検査や超音波が一般的ですが、X線は放射線の被ばくですので、頻繁に行うことはお勧めできません。
もし慢性的な腰痛があるようでしたら、確認のために腰椎のX線検査を一度だけ撮ってみることは否定しません。一般病院では、踵（かかと）の骨量を測定しているようです。

リウマチ

リウマチは膠原病の代表的な疾患です。アメリカ滞在中にリウマチを患っている方を診る機会はありませんでしたが、帰国すると、何人もの膠原病に苦しむ人たちと接する機会を持つようになりました。もちろん数百人から数千人レベルの人たちを診てきたのではないので、これからご紹介する内容が、膠原病に苦しんでいる人たち全てに適応するとは思えませんが、臨床上で診てきたこと、感じてきたことを述べたいと思います。

十数年前でしょうか。『**関節痛・リウマチは完治する**』D.ブラウンスタイン著（中央アート出版社）（写真

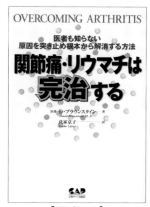

【写真22】

22）と出会いました。それまでにもリウマチを始めとする膠原病に苦しむ人たちとの悪戦苦闘は続いていたのですが、ちょうど"栄養学"への挑戦が始まった頃だったと思います。

ブラウンスタイン博士が自然から採取したホルモン剤（DHEA、テストステロン、ヒドロコルチゾンなど）と並行して、抗生物質やサプリメント（ビタミン剤：ビタミンB群、マグネシウム、ピクノフェノール等）を投与することで、多くの膠原病に苦しむ人たちを救っていることを述べています。

また最近流行しているタンパク質の一種である"グルテン"の影響をいち早く報告しています。今では自分もグルテンの影響を考慮して、特に血液型がO型の人やB型の人には、症状が緩和するまでは"小麦粉"の摂取を控えさせたり、"グルテンフリー"の小麦粉を使用するように勧めるようになりました。数十年前からグルテンを指摘していたブラウンスタイン博士の知識には驚かされます。

興味のある人はこちらの本をお読み頂くとして、今回は少々、異なる角度からリウマチを始めとする"膠原病"を観てみたいと思います。今まで診てきた膠原病に苦しむ人たちと接して行く内に、ある共通点があることに気付きました。

それは、膠原病に苦しむ人たちは、過去に"精神的に身体に受けたダメージを受けた経験"があることです。

最初に"膠原病（リウマチ）"と精神的なダメージとの繋がりに気付いたのは、十数年以上前のことです。５０代の女性で、既に片足の足首と、反対側の肘が変形してしまっていました。現代医療で投与されるステロイドの副作用に侵され、睡眠障害や多くの関節痛に悩まされていました。

当時、自分に出来たことは、カイロプラクティック的なアプローチだけです。動きが制限されたり、減少している関節の動きを改善したり、四肢と関連する脊柱に対するアプローチを繰り返し施しました。

幸い、多くの関節に及ぶ痛みは緩和し、夜も寝れるようになりましたが、既に変形してしまった関節を治す手段はありません。できることは、変形してしまった関節への負担を減らすことだけでした。

お互いの信頼も深まってきたある時です。リウマチが発症する１年半くらい前、大変に嫌な思いをした経験の話しを聞きました。ご主人のお父さんが亡くなり、お父さんが残した遺産相続で、兄弟間の醜い争いを見聞したそうです。

彼女はご自分のお子さんたちが成人したら、絶対にご主人と離婚しようと決心したそうです。「もう一緒にいること自体が嫌で、ご主人の本当の姿を見せつけられ、それがトラウマになって、今でも思い出すと身体が震えてしまうほどに、嫌悪感を覚える」と涙を流しながら話してくれました。

その時自分は、身体に植えつけられた精神的ダメージが、リウマチという形で現れたのだと気付きました。それからは、"頭蓋仙骨治療"や、"身体感情解放法"という身体に閉じ込められたトラウマを開放するテクニックを施すように心掛けました。

多くの関節に生じていた炎症は治まりましたが、もちろん変形してしまった関節が改善することはありませんでした。

次にご紹介する方も、やはり５０代の、今度は独身女性です。"強皮症"に侵された人です。彼女は強皮症になる以前から診させて頂いていました。左足の脛骨神経が潜在的に欠損していたと思われ、神経領域の知覚も欠損しており、左足首を自在に動かすことができません。若い頃からビッコの歩行しかできなく、それによる身体の不均等で、色々な場所に痛みを訴えていました。

ある時「今は犬と一緒に住んでいるのですが、お犬チャンも老い、甘えん坊さんなので、私が昼間に起きている時は安心して寝ているのですが、私が夜に寝てしまうと不安になるらしく、吠えたり、動き回るので、私が寝れないの」と嘆いていました。

それから間もなく、お犬チャンが亡くなり、家族同様に過ごした彼女は大きなショックを受け、半年後に"強皮症"に罹りました。おそらく何時も欠かさず、お犬チャンを思い出し、大変に落胆した毎日を過ごしていたのだと思います。

そこで「また犬を飼ったらどうですか？」と提案しました。最初はまた同じ思いをするのは嫌だからと、新たに犬を飼う事をかたくなに拒んでいましたが、一人暮らしだった彼女は段々寂しくなったのか、ある時に誰からか子犬をもらい、新たな生活を始めました。

すると数か月後、あちこちに及んでいた関節痛が和らぎ、痛みからも解放され、毎日のように出歩く生活にまで復帰したのです。やはり精神的なダメージが引き起こした病いだったのでしょう。

最後にご紹介する方は、４０代後半の女性で、両手首に及ぶリウマチに悩まされていました。自分の子どもが通っていた学校の卒業生であったこともあり、すぐに意気投合して、私生活の話しもするようになりました。

また数回の治療で、両手首に及んでいた炎症も和らぎ、動きも大分回復するまでに至りました。

暫くすると、投薬されていたステロイドを飲まなく

●その他の栄養学

ても、悪化することもありませんでした。このまま行けば、根本的な改善までは至らなくても、症状からは解放されると喜んでいました。

しかしある時にキャンセルが入り、それきり全く連絡が入らなくなりました。

心配になったのと、ちょうどご紹介した『関節痛・リウマチは完治する』を読んだ頃でしたので、本の表紙のコピーと、出版社の連絡先を書き添えて手紙を送りました。

数週間後に、彼女からの一通の手紙が届きました。中には「近所にリウマチ専門の治療院が出来たので、そちらに通うことにしました。またステロイドを飲むことになりましたが、一番弱い薬にしてもらい、何とかこれで我慢して行こうと思います」のような内容でした。

不思議でした。カイロプラクティックの治療で殆ど痛みも炎症も、腫れも引いて来たのに、どうしてだろうと悩みました。

ある時、彼女から聞いた話しをフッと思い出しました。「私には娘が一人いるのですが、主人と仲が悪く、何年も話しもしないし、一緒に何かをすることもしないし、私が中に入らないと生活できないの。でもリウマチになってからは、私が手が使えないので、布団の上げ下げをしてくれたり、お皿を洗ってくれたり、何よりも二人で会話するようになったんです」と嬉しそうに話してくれたのを思い出したのです。

そうです。彼女はリウマチが完治すると、また前の生活に戻ってしまうことを恐れたのではないかと思い付きました。治ってしまうと、また娘さんとご主人の仲が悪くなってしまうのではないか、そうなるよりは、少し痛くても、我慢しようと決心したのではないか、と考えました。

もちろん、本当であるか確認した訳ではありません。あくまで自分が勝手に想像した話しです。

その他にも、数か月から数年間前に精神的なダメージを受けた方に、"膠原病"が生じているケースが多く見られます。当オフィスにいらっしゃるリウマチ患者さん全員から、過去に受けた精神的なショックを聞けた訳ではありませんが、どうも精神的なストレスが、リウマチを始めとする膠原病と深く結びついているような気がします。

不安や不眠症、ストレスに対しては、南太平洋で何世紀も前から用いられてきたハーブの"カバ・カバ"が効果を上げることが知られています。試してみるのも良いかと思います。

脂肪再考

９０年代頃から以前は"悪者"と思われていた考え方や、摂られ方が大きく変わった"脂肪"について再考してみたいと思います。

まずは日本ではシンプルに脂肪は、
★固まっていない状態を"油（ＯＩＬ：オイル）"と呼びます。
★反対に体内で固まった状態を"脂肪（ＦＡＴ：ファット）"と呼びます。

どうやら私たちの体とって重要なのは"油"であって、"脂肪"ではないと考えても良さそうです。

私たち人間の体温は３６.５度前後です。一方、豚や牛の体温は３８度前後ですし、鶏の体温は４０度以上ですから、私たちの体内に入った"油"は固まって"脂肪"になってしまう可能性をご紹介して来ました。しかし魚の体温は２０度前後ですから、魚に含まれる"油"は、私たちの体内に入っても"油"のままの状態を維持します。つまり体内で固まって"血液ドロドロ"にならず、"血液サラサラ"でいることになります。

次に大切なことは、
★私たちの体内で作ることができ、または簡単に得ることができる"脂肪酸"を"飽和脂肪酸"と呼びます。
★一方で、私たちの体内で製造できない、体に必要と

なる"脂肪酸"を"不飽和脂肪酸"または"必須脂肪酸"と呼びます。

つまり私たちが必要とする"脂肪"は、"不飽和脂肪酸"であり、またの名が"必須脂肪酸"であることが分かります。

90年代、自分がアメリカに滞在していたころは、"フラックス・シード・オイル"が注目を集めていました。日本名で"亜麻仁油（あまにゆ）"です。93年に帰国した頃の自分は"亜麻仁油！"、"亜麻仁油じゃあ！"と大きな声を出して騒いでいました。しかし、当時の日本は"亜麻仁油って何？"という状態でした。

それでも90年代半ば頃から日本でも"必須脂肪酸"の重要性を唱える人たちが増えてきました。

★"オメガ3（リノレン酸）"、"オメガ6（リノール酸）"の登場です。

当時はオリーブ油に含まれる"オメガ9（オレイン酸）"も注目を集めましたが、その効用が発見されたのは、2000年代に入ってからだったと思います（今ではオレイン酸は、悪玉コレステロールとして有名なLDLに含まれる脂肪酸と入れ代ることで、LDLが直ぐに壊れて酸化してしまうことを防ぐことが解明されています）。また90年代までは"オメガ6"は"必須脂肪酸"として注目されていたと記憶しています。

2000年当初は、"酸化物質"が注目され、"抗酸化剤"が注目を集め始めました。体に悪い影響を与える"酸化物質"が敵対され、"抗酸化剤"であるβ−カロチン、ビタミンC、Eなどが注目されたように覚えています。

次第にオメガ6であるリノール酸は、体内で炎症を増やしてしまうプロスタグランジンⅡの基であるアラキドン酸（肉類に多く含まれる脂肪酸）に転換されるとして、何時の間にか世間からは"リノール・オイル"は消えて行きました。

昔からスポーツ・トレーナーの人たちが、「炎症があるときは魚を食べ、牛、豚、鶏類は炎症を悪化させるから食べるな！」と指導していたのを思い出します。先人たちは体験や経験上から、この事実を知っていたのでしょう。頭が下がります。

今では亜麻仁油、しそ油、チアシード、青魚（EPA、DHA）に含まれるオメガ3と、LDLの酸化を防ぐオリーブ油が主流になっていると思います。

でもオメガ3の効用は、意外に知られていないような気がします。そこでここでは、オメガ3が私たちの体に与える代表的な効果をご紹介します。

★第一に、体内のオメガ3の不足が、多くの子どもたちにハイパーアクティビティー障害（ADHD）をもたらすことが判明しています。
★次に、心律異常（不整脈）や心臓病の危険性を抱えている人は、EPAやDHAのオメガ3のサプリメントを摂取することで、かなりの確率で疾患を防ぐことが認められています。
★またオメガ3は、高すぎる血中中性脂肪値を、他のどの薬よりも下げることが証明されています。
★オメガ3は、慢性関節リウマチの症状を緩和させる、最も優れた自然療法であることも判明してます。
★また多くの若い女性を苦しめているクローン病（腸壁の全層が炎症で侵される原因不明の疾患）や、潰瘍性の大腸炎を含む炎症性の大腸への疾患も、EPAやDHAのサプリメントで大きく改善できることが発表されています。

ではどの位の量を摂取していれば良いのでしょう？
多くの研究者は、一日に300〜600ミリグラムを摂っていれば、大多数の人は心筋梗塞を含む、多くの疾患を予防できると言っています。

ちまたでは大量のオメガ3を含む"チアシード"が大人気です。"健康"を維持したり、チアシードに含まれる大量の食物線維でダイエット効果を期待している女性も多いと思いますが、それだけでなく、オメガ3

は私たちの健康に大いに影響を与えてくれているのです。

花粉症

　毎年、春が近づくと"花粉症"の季節が訪れます。ちまたではマスクをしながら歩いている人が、随分と目立つようになりました。

　実は自分は以前に２回程、花粉症を発症した経験があります。１回目は、鼻水と"胆囊"との関連があると知り、胆囊系の治療をしてもらうと、見事に症状が無くなりました。

　それから数年後に２回目の花粉症に襲われました。その時は、胆囊系の治療を受けても治りませんでした。

　自分の症状を観察してみると、寝ている時は全く正常なのに、座ったり、立ったりするとクシャミや鼻水が止まりません。

　最初に考えたのは、"起立性貧血"です。寝た状態から、座ったり、立ったりすると、通常は直ぐに体が対応して血圧を調整するのですが、起立性貧血になると、体位の変化に反応できず、頭部が貧血状態になってしまう疾患です。

　もう一つは"底冷え"です。寝ている時は、布団やタオルをかけて寝ていましたので、体が温められて、症状が緩和するのではと考えたのです。

　どちらかだろうとは考えていましたが、取り敢えず考えているだけでは埒が明きません。

　まず休日にティッシュペーパーの箱を抱えて、東京の新宿駅からロマンスカーに乗って、終点の湯本駅まで行き、日帰り温泉に半日以上入り、体内に潜む毒素や汗を出してしまう作戦に挑みました。すると、夕方に帰るために乗車したロマンスカーでは、一切クシャミや鼻水が止まり、美味しくビールを飲みながらの帰宅となりました。

　元々、自分は鼻が弱く、何かがあると直ぐに鼻水の嵐に見舞われます（今では１５〜３０分程度で回復します）。

　普通の大学時代はヨガの鼻の洗浄方法（１日に３回、片側の鼻からぬるま湯を入れ、口から出すのを左右３回ずつと、太陽に向けて口を開いて、太陽光で浄化する）を実行しました。

　始めてから２週間ほどすると、突如としてコップ一杯になるほどの鼻汁が口と鼻から大量に出て、それきり治ったことがあります。おそらく蓄膿症に近い状態であったと思われます。

　それまでは、鼻にホコリやネコの毛が入っただけで、クシャミと鼻水に襲われ、全く手が付けられない状態でしたが、それ以降は多少のホコリやネコを触っても、平気になりました。しかし自分にとって敏感な部位であることには、今でも変わりありません。

　ですので、もし単発の花粉症でしたら、体の仕組みをしっかりと理解しているカイロプラクターを探し、胆囊系統の検査や、その他の治療をしてもらうか、休日を利用して日帰り温泉治療を試してみるのもお勧めです。

　しかし数年から数十年間も、毎年のように花粉症に悩まされている方には、前述した方法では、余り効果を得ることは困難だと思います。

　そこで今回はBee Pollen（ビーポーレン：日本語に訳すと"花粉"になってしまいますが…）をご紹介します。これはミツバチが運んだ花粉です。

　専門的には、これは植物の花がミツバチなどの昆虫などで受粉する"虫媒花粉"のことで、一般的なスギなどの、風で運ばれる"風媒花粉"の花粉とは異なります。つまり英語では、昆虫によって運ばれる花粉をBee Pollenと呼び、普通の風で運ばれる花粉は、単にPollenと呼びます。

　方法はネットでBee pollenを購入（値段はマチマチなのでご自分で判断下さい）して頂き、一錠ずつ１０

分おきに飲んでみます。そしてムズムズ感や、鼻水、クシャミなどが軽減するまで継続して摂取します。

この方法は１９９０年代に、アメリカの調査研究所に勤める医学博士が２００名近くの喘息、花粉症、慢性的副鼻腔炎などの人を対称に実験を行った報告があります。結果としては、数名を除いた殆どの人に効果があったと発表しています。

効果（変化）が出るのは、始めて１０分が平均で、早い人には１分少々で変化が認められたそうです。Bee Pollen に含まれる、どの成分が効き目を示したかは、今の所、分かっていないようですが、「おそらく複数の成分が混合して効果が現れている」と考えられているようです。

もう一つの方法を試して見事に成功した話しを読んだことがあります。それは自然食品で売られている“蜂の巣”を購入してきて、蜜を除いた“巣”をハサミで刻んで摂取したことで、長年苦しんだ花粉症から解放されたという話しです。含まれる成分が異なりますので、どこで採れた“蜂の巣”であるかを確認して下さい。

しかし問題が一つあります。以前にハチに刺されて、アレルギーを抱えている人がいます。

その人たちは再度ハチに刺されると、アナフィラキシー・ショック（激しいアレルギー反応）を起こす可能性があります。

Bee Pollen でも反応を起こす可能性がありますので、以前ハチミツを食べたり、飲んだりした後に体調を崩した人や、ハチに刺された苦い経験がある人は、Bee Pollen の錠剤（もしくは液体）を１錠でも摂取した後に、アレルギー反応が出たら、直ちに摂取を中断してください。

また乳幼児には適応しませんのでご注意ください。

どちらにしても、毎年のように、抗ヒスタミン薬を始めとする様々な医薬品や、アレルゲンの注射を受けるよりは自然な試みだと思います。試してみる価値は十分にあると思います。

不眠症

今までに不眠症に悩まされている多勢の人たちに出会いました。中には精神的に追い込まれて、自分の不眠を“病気”として受け止めている人も多くいました。色々と調べてみると、世の中には不眠で苦しんでいる人たちが本当に数多くいることを知りました。

そこで今回は今までに“不眠症”の人たちに勧めてきた方法をご紹介することで、少しでも“不眠症”から解放される人がいれば嬉しいです。

まず最初に“不眠症”は病気だと思い込まないことです。自分に「眠れない、眠れない」と真剣に悩んでいる人たちを観てきましたが、まず基本的な考え方を変えるように勧めています。それは“不眠症”をネガティブなものではなく、ポジティブに受け入れることです。

第一は、“眠れないときは寝ない”ことです。眠れないのではなく、寝なくても大丈夫なのだと受け入れて下さい。ですから寝ないでください。テレビを観るなり、本を読むなり、もし散歩したいのでしたら、安全な場所を選んで散歩しても結構です。

朝まで寝られなかったら、自分を称えて下さい。寝なくても大丈夫だったと、大したものだと自分を褒めてあげて下さい。

次に大切なことは、その翌日の日中は決して寝ないで起きていてください。昼寝は絶対ダメです。絶対に寝ないでください。眠くなったら、外に出て散歩をしたり、顔を洗うなり、好きなことをして、日中は決して寝てはいけません。ここが肝心です。

夜に寝れないからと、昼間に寝ている人が、どれだけ多いことか。それで夜に寝れない、自分は“不眠症”だとして、勝手に“病気”だと思っている人が多いように思います。

日中はサーカディアン・リズムがありますが、実は１日は２４時間周期ではなく、２４時間３０分とか、２５時間だと提唱している研究者が数多くいます。つ

● その他の栄養学

まり体内時計は誰でも少しずつズレているのです。ですから、ズレを自分で調整する必要があります。"不眠症"だと思っている人は、この時間調整が苦手な人が多いようです。つまり真面目な人に"不眠症"が多い傾向があるように思えます。

今までに観てきた"不眠症"の人たちの半分以上は、この方法で、寝れなかった翌日にはぐっすりと寝れるようになりました。もし夕方以降（１９時過ぎ）に眠気に襲われたら、我慢せずに寝て下さい。

そして夜中に眼が醒めてしまっても、自分を責めないでください。数時間でも寝れた自分を褒め称えてください。「よくぞ、４時間も寝れた、凄いぞ！」と。そして無理に再度寝ようと努力せず、起きていようが、寝ようが、それは自分自身で決めます。寝むれないようでしたら、朝まで仕事をするなり、音楽を聴くなり、好きなことをして過ごしてください。決して「眠れない」と、自分を責めないでください。

３～４時間寝れば、少なくてもレム睡眠と、ノンレム睡眠はワンサイクルします。世の中には一日に３～４時間の睡眠だけで、元気に過ごしている人は山ほどいます。７時間以上寝ないと辛いという人が多いのですが（自分もその中の一人ですが・・・）、逆に数時間だけの睡眠で元気でいられる人の方が羨ましいです。

自分の知人に、やはり４時間前後しか寝ない人がいますが、本人は別に"不眠症"だと少しも思っていません。しかもその人は年間３００冊以上の本を読んでいます。羨ましい限りです。

自分は仕事を終えてからの一杯が楽しみなので、アルコールが入ってしまうと、余り本を読むことができません。ですから就寝前や起床後に読書をする時間が取れず、どう頑張っても年間に１００～１５０冊程度の本しか読めません。一日に数時間の睡眠だけで、日中を元気で過ごせる人たちが本当に羨ましいのです。今の自分より数時間以上も本を読む時間が持てるのですから・・・

人間が熟睡するためには、２つの要素が必要だと考えています。一つは"肉体的疲労"。そしてもう一つは"脳の疲労"です。この２つの要素が欠けていると気持ちよく寝れません。

"肉体的疲労"は決してハードな運動をする必要はありません。仕事をしている人でしたら、寝れない朝に早めに出かけて、いつも乗る駅の一つ先の駅まで歩くとか、朝に時間に余裕がなければ、帰宅の時にいつも降りる駅の一つ手前で降りて、自宅まで歩くようにしてください。

老齢者であれば、一日に１時間の散歩を目指して下さい。無理をせずに、最初は１０分でも１５分でも構いません。ただ合計で日に１時間歩くように分けて歩いて下さい。もし３０分を２回、または１時間歩けるようになったら、ほんの２～３センチで良いので、少しだけ歩幅を大きくして歩くか、いつもよりもチョットだけ速く歩くように意識して歩いて下さい。

実行して行くと、歩ける距離が増えてきます。そうなったら自分を褒めてあげてください。決して距離を歩くのではなく、時間で歩く練習を心掛けてください。

次の"脳の疲労"は１時間の読書で簡単に行えます。テレビを観ても脳は疲労しませんので、本を読んで内容を頭の中で理解するように読んでください。寝れないから本を読むのではなく、内容を楽しんでください。

わざわざ眠くなるように難しい本を選ぶ必要はありません。楽しめる本を選んでください。

面白くて寝れなくても大丈夫です。翌日は寝れるようになります。

悲しくなったり、暗くなる本はダメです。

夢を抱けるような、ポジティブな本を選びます。もちろん日中に読んでも構いません。

人間はネガティブなことを考えると寝られません。ですから寝る前は、悩んでいることや、嫌なことを考えずに、楽しいことを考えて下さい。将来の夢、旅行したい場所、嬉しいこと、楽しいことを考えて下さい。これは多くの著名な方（哲学者を含む）が同じことを

提唱しています。

不眠症に対して"睡眠薬"を処方して貰っている人もいます。この場合は、家族の人の協力が必要になります。こっそりと処方している先生の元に行き、「少しずつ軽い薬に変え、最後はプラシーボ（砂糖などの偽薬）に変えて下さい」とお願いして下さい。睡眠薬で寝ている人は、薬に依存していますので、薬の内容が変わっても寝れるようになります。

プラシーボで数か月経過しても寝れるようになりましたら、ご家族で相談して、本人に伝えるか、伝えずに続けるか検討して下さい。気が弱い人でしたら、プラシーボを継続した方が良いかも知れません。

睡眠薬を飲んだ翌日の副作用による悪い気分は、よく聞くことです。他の副作用が多いことも見聞きします。そんな方にお勧めしているのは、『かのこ草』です。ハーブ・ティとしても売られています。

かのこ草は、背の高いシダ様の植物で、その根は何千年もの間、おだやかな鎮静剤として使われて来ました。お茶としても美味しく、気分を落ち着かせてくれ、よい眠りに誘ってくれます。"神様の睡眠薬"とも呼ばれています。もし睡眠薬の副作用に悩まされている方がおりましら、是非ともお試しください。副作用もなく、習慣性もなく、安全性も、世界中で実証されています。

高コレステロール（高脂血症）

高コレステロール（高脂血症）との出会いは、随分前になります。栄養学を学ぶ上、所々でコレステロールに出会い、高コレステロールの問題や、高脂血症を抑える"スタチン類（抑制剤の総称）"の問題との数多くの出会も沢山ありました。

世間では随分と前から"低コレステロール食"が流行りました。コレステロールは身体に悪いという説に始まり、"悪玉コレステロール（LDL）"や"善玉コレステロール（HDL）"の話題に移り、様々な形で"コレステロール"は、世間で"悪者"として注目されてい

るように思われます。

しかし"悪玉コレステロール"は決して悪者ではなく、肝臓から体内の細胞に脂肪を送るという、りっぱな働きを果たしています。そして善玉コレステロールは、余った脂肪を再び肝臓に送り戻すという働きを行っています。

では何故、LDL（低比重リポタンパク）は悪玉コレステロールと呼ばれているのでしょう？　何回かご紹介しましたが、悪玉コレステロール自体が壊れやすい性質を持ち、壊れてしまうと"酸化"してしまうからです。すると免疫系の"貪食細胞"と呼ばれるマクロファージが酸化した悪玉コレステロールを食べてしまうのですが、食べ過ぎて膨れ上がったマクロファージは集結しやすい習性があり、結果として粥状の塊りが作られ、それが原因となって"血栓"を創り出す原因となることが分かってきたからです。

"悪玉コレステロール"自体は決して壊れたくて、自ら進んで壊れているのではありません。そこで登場したのがオリーブオイルに含まれる"オレイン酸"です。今では"オメガ9"とも呼ばれ、必須脂肪酸の一つとして堂々と認められるようになりました。

実はオリーブオイルは以前から三大疾患を含む多くの疾患を防ぐものとして注目されていたのですが、どのようなメカニズムで健康に携わっているのかが長い間不明でした。しかしオレイン酸は悪玉コレステロールに含まれる脂肪酸と入れ代ると壊れ難くなり、酸化を防ぐことが出来ることが判明したのです。

またオリーブオイルは他の必須脂肪酸（特にオメガ3であるα－リノレン酸）よりも熱に強いので、油料理として用いることが出来ます。α－リノレン酸は１００度以上の熱には耐えられないのですが、オリーブ・オイルは２００度までは耐えられることも分かりました。

今流行りのオメガ3を豊富に含む"チアシード"は加熱する料理には適しませんので、ご注意ください。

●その他の栄養学

まとめて言わせて頂ければ、自分たちの体には、コレステロールは不可欠であることを強調しておきます。また、自分たちの身体は、自分たちに必要なコレステロールを自分自身の肝臓で作っていることも強調して繰り返し付け加えておきます（通常の食生活では７～８割が肝臓で作られ、残りの２～３割が食事から摂られています）。また副腎皮質で作られているステロイド、女性ホルモン、男性ホルモンの原料となっているのもコレステロールです。

　体の中で作られているコレステロールですから、食事からの摂取量が減れば、体に必要な分まで肝臓で作る量が増えることになりますので、その分まで肝臓に負担が増えることになります。

　反対に食事からの摂取量が増えれば、肝臓が怠けて自分で作る量が減るだけで、どちらが良いのかは分かりません。おそらく適量で良質なコレステロールを摂取することが大切なのではないでしょうか。

　脂肪肝が増えたり、ＬＤＬが異常に増えてしまうのは、ストレスや乱れた食生活が原因であると言われています。日本ではいまだに総コレステロール値を２２０mg/dlに設定していますが、これは世界中を見回しても、これほど低い設定をしている国はありません。ＥＵ諸国では、高脂血症と診断されるには２８０mg/dl以上で、しかも血圧が１６０mmHg以上になって、初めて高脂血症と診断されます。

　なぜ日本だけが、そんなに低い設定値になっているかの理由は敢えて述べませんが、色々と分かってくると、唖然とさせられる"裏"が見え隠れしています。興味のある方は、コレステロール関連の本を読んでみて下さい。

　敢えて付け加えると、人間が長生きするには、２３０～２５０mg/dlが一番長生きするというデータが山ほど報告されています。また異常に総コレステロール値が低くなると、"ガン"を始めとする多くの疾患に罹りやすくなることも多くの研究で証明されています。

　しかし希に総コレステロール値が３００mg/dl以上を示す人に出会うことがあります。またＬＤＬが異常に高いと訴える人もいます。そこで今回は"グレープフルーツに含まれる食物線維"をご紹介します。

　まだ食物線維に含まれるどのペクチンが効果を上げるのかは判明されていませんが、多くの研究では総コレステロール値を下げることが証明されています。

　単にグレープフルーツを沢山食べるだけではダメで、グレープフルーツに含まれる水溶性の食物線維を正しく摂り出したサプリメントでお試しください。ネットで『Grapefruit fiber』で検索すれば、多くの商品が紹介されています。含有量を確かめて、良質（値段でなく）なものをお探しください。

　試してみる価値はあると思います。

少し怖い話し（１）

　最近は何故か再び「栄養学」に関わる本に出会うことが増えてきました。栄養学の勉強は、もうそろそろ控えても良いんじゃないの？　と思っていたのです。もう１５年以上、栄養学に携わり、読んできた関連本も軽く２００冊は超えたと思います。ですから、もう良いだろうと内心思っていたのです。

　もちろん栄養学の勉強を放棄するのではなく、これからはマイペースでゆっくりとジワジワと継続して行けば良いだろうと考えていたのです。しかし最近出会った本『老けたくないなら「ＡＧＥ」を減らしなさい』牧田善二著（ソフトバンク新書）（写真23）や、

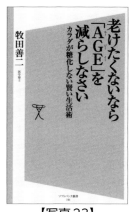
【写真23】

『長命革命』藤田紘一郎著（海竜社文庫）（写真24）、『「やわらかい血管」で病気にならない』高沢謙二著（ソフトバンク新書）、『「砂糖」をやめれば10歳若返る』白澤卓二著（ベスト新書）に出会い、読んでいたら、またまた炭水化物（主にですが）の問題に行き着いてしまいました。

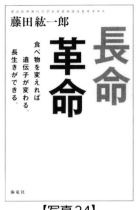
【写真24】

また近年は、尊敬している新潟大学大学院医学部の教授を務め、免疫学の大家でおられた安保徹先生も、近年はミトコンドリアに注目し、解糖系ではなく、ミトコンドリア系にしなさい、糖分依存から脱却しなさいと勧めておられました。

まだ全てを把握したのではなく、少しだけ新たに理解してきてことがあります。

つまり、炭水化物（グリコーゲン）から得られたブドウ糖を土台にして、ミトコンドリア内のクエン酸サイクルでエネルギー産生する方法に依存するのではなく、脂質（脂肪酸）から得られたケトン体を用いたクエン酸サイクルを利用して、エネルギー（ATP）を得なさいということらしいのです。もちろんタンパク質（アミノ酸）をブドウ糖に変換させ、エネルギーを産生する方法もあります。

取り敢えず炭水化物、特に精製された炭水化物は止めなさいと、全ての著者が口を揃えて声高く唱えているのです。詳しくは著書に譲りますが、自分も以前から、まずは"精製"された白砂糖を黒砂糖やハチミツ（乳児以外）に、白米を胚芽米や玄米に、小麦粉を全粒粉にと提唱してきました。

またピーター・ダダモ博士を筆頭とする血液型ダイエットの立場から、血液型がO型の人は、小麦粉に含まれるグルテンというレクチン（タンパク質）が合わないから、止めた方が良いとも提案して来ました。

どうも最近の本を読んでいると、特に"砂糖"に対するバッシングが増えてきている傾向がみられます。何故でしょう？

歴史的観点から見直してみると、日本では1870年代は1日に摂取していた砂糖の量は、たった4グラム程度でしたが、100年後の1970年代には、何と約20倍の80グラムにまで増えたそうです。2017年の今では100グラムを超えていると容易に想像できます。つまり150年足らずで、25倍以上の摂取量に増えたという計算になります。

多くの科学者は、人間の体は1万年前から、殆ど進化していないと提唱しています。実際に私たちの体内の機能を探ってみると、低血糖になると血糖値を上げるシステムは幾つも備え持っているのですが、高血糖に合せて血糖値を下げるシステムは1つしかなく、膵臓から分泌されるインスリンが血糖値を下げる唯一の方法であり、人間が備え持つ機能です。つまり本来は血糖値を上げる必要が殆どで、血糖値を下げる必要は皆無に近かったことになります。

日本に砂糖が伝わったのは8世紀のことだと伝えられています。当時は高価なものとして扱われ、"薬"として用いられていたようです。調味料としては使われず、当時の甘味料は米を発酵させた甘酒や、麦芽を発酵させて作ったアメが用いられていました。

日本で砂糖が甘味料として使われるようになったのは16世紀のことで、国内での砂糖キビの栽培もこの頃から始まりました。それでも1900年代までは、それほど量は増えなかったのですが、高度経済成長期から一気に日本の食生活が変わり、豊かになり、欧米化が急速に広がったのです。どうして、そんなに砂糖

に依存するようになったのでしょう。

それは砂糖には依存性というマイルド・ドラッグの要素があったのです。砂糖を始めとするジャンク・フードは高い依存性があることが判明しています。これは幾つもの研究で証明されています。

例えばマウスを３つのグループに分類し、１つのグループには通常のエサを与え、２つ目のグループにはジャンク・フードを与えますが、一定量しか与えません。そして最後のグループには食べられるだけの砂糖やトランス脂肪たっぷりのジャンク・フードを与えます。

すると普通のエサや、一定量のジャンク・フードを与えられたグループは、体重の変化や体質の変化は少ししか認められませんでしたが、食べたいだけジャンク・フードを与えたグループは、摂取を止めようとせず、体重もドンドン増え、体質も変わり、色々な疾患が生じやすくなったのです。まさしくマイルド・ドラッグの依存性だと言えます。また恐ろしいのは、体重過多になったマウスのグループの食事を、普通のエサに元しても、普通のエサが食べられなくなることです。

また２００４年代に映画監督自身が実験材料となり、毎食ジャンク・フードを摂り続けたドキュメンタリー映画を思い出します。彼は３０日間の実験予定でしたが、確か２０日過ぎでドクター・ストップがかかり、実験は中止になったと聞いています。著しい体重の増加と、血圧や体脂肪が異常に増えてしまったのを憶えています。どうやら、砂糖は依存性に富んだ、"マイルド・ドラッグ"だと認識すべきです。

ちょっと疲れたら"チョコレート"や、"甘い物"という考え方を変えませんか？日本では隠れ糖尿病を入れると、２２００万人以上の人が該当するそうです。"日本人総砂糖依存症"にならないためにも・・・

少し怖い話し（２）

この栄養学の基礎をご紹介してきた間でも、"栄養学"は大きく変化して来たような気がします。日本に帰国して２０年以上になりましたが、帰国当時のアメリカは、オメガ３やオメガ６の話題で湧いていました。自分も帰国当時は、「オメガ３ジャーイ！、亜麻仁油ダァ！」と騒ぎ立てましたが、当時は誰も聞いてくれない時代でした。しかし、やっと大手のスーパーが、亜麻仁油を取り揃えてくれるようになりました。必須脂肪酸の必要性が、少しずつですが、やっと浸透してきたような気がします。

当オフィスでも、以前は必須脂肪酸を豊富に含む"アマニ・ロースト"を提供して来ましたが、遺伝子組み換え検査の問題から、アマニ・ローストの輸入が取り止めになり、もうどうにでもなれ！　と開き直っていた時に出会ったのが"チアシード"でした。亜麻仁よりもオメガ３の含有量に優れ、食物線維を多く含み、ミネラルも豊富で、しかも酸化し難いと知り、驚愕したことを思い出します。

"チアシード"は、アメリカに滞在中からも探し求めていた素材でした。名前が分からずに、地団駄を踏みながら帰国したことを思い出します。

日本ではチアシードは、数年前まで"ダイエット食"として販売されてましたが、今ではオメガ３豊富な健康食として受け入れられ、多くの人に知られるようになりました。嬉しい限りです。

また３０年以上前までは、"肥満"の原因となるのは"脂肪"と信じられて来ました。「砂糖が問題ではなく、一緒に含まれる脂肪が肥満体を招く」と言われて来ました。

また多くの栄養学者は、カロリー制限や、脂肪制限食を提唱していましたが、今では"必須脂肪酸"の必要性が受け入れられ、少なくても体に必要な脂肪もあると受け入れられるまでになりました。

また少しずつですが、トランス脂肪やショートニン

グ等による体への悪影響に対しても、多くの人が理解するようになり、嬉しい時代の変化を感じています。

そこで、再びちょっと怖い話しに戻ります。ナント！ なぜか最近は脂肪（飽和脂肪酸）ではなく、"砂糖"が悪者になりつつあるのです。最初の頃にご紹介した"砂糖"は、"炭水化物"として、体の"エネルギー（ガソリン）"だとして説明してきました。確かに体のエネルギー源となれるのは、炭水化物、タンパク質、脂肪の3つです。だから栄養三要素と呼ばれて来ました。

そして、その中でも炭水化物が最も簡単に、また素早くエネルギーに転換されるという点から、最小必要源の炭水化物が体に必要だと提唱して来ました。それが今、炭水化物というもの自体の見直しが問われるようになってきているのです。

まず炭水化物は大きく、"糖質"と"食物線維"に分類されます。これは以前にご紹介した通りです。私たち人間の体は、糖分を吸収・消化できますが、食物線維は吸収出来ません。それは人間の体は他の草食動物とは異なり、食物線維を消化する"消化酵素"が存在しないからです。

しかし私たちの体に食物線維が与えてくれる恩恵は数多くあり、必要では無くなったコレステロールの排泄や、満腹感への効率促進の補助、腸の掃除、腸に生存する善玉菌への栄養素（水溶性の食物線維）、排便効率の援助など、多くの役割を果たしてくれています。ですから栄養学者の中には、糖質と食物線維を炭水化物と区別している人もいるくらいです。

中には食物線維を必要栄養素の一つとして捉え、七大栄養素（炭水化物"糖質"、脂肪、タンパク質、ビタミン、ミネラル、水分、食物線維）と提唱している人たちもいます。それが今では、"糖質"を悪者扱いしている人たちが増えて来たのです。

それは今の日本で問題となっている"糖尿病"の増加です。今では日本には"隠れ糖尿病"を入れると、2,200万人以上の糖尿病患者がいると想定されていま

す。実に日本人60人に1人が、糖尿病を患っていることになります。しかしこれは自分は、過大評価だと考えています。

空腹時の血糖値やヘモグロビンA1cの標準値を下げている傾向があります。これはコレステロール値や、血圧も同じです。誰が考えたのか知りませんが、今では"日本1億人総疾患"を目指しているような気配もします。日本人誰もが何らかの形で病気にさせたいと目論んでいるようにも思えます。

昨今は"糖質制限"を提唱する人が増えています。中には前回ご紹介した「ケトン体」が人類を救うと訴える人も出てきました。肝臓で"脂質"から"ケトン体"を作り出し、クエン酸サイクルからエネルギーを作り出せば、糖質はいらないという主張です。しかも脂肪酸の状態では血液脳関門は通り抜けられませんが、"ケトン体"になれば血液脳関門は通り抜けられ、脳の栄養素にもなると主張しています。

確かにアジア人は、他の人たちよりもインスリンの分泌量が少ないことは判明しています。また縄文時代の日本人が、魚や獣を食してきたことも証明されています。しかし、一概に糖質を一切避け、肉食だけにするのも疑問が残ります。質の良い必須脂肪酸の摂取は受け入れられますが、どんな脂肪でも良いとまでは考え難いのです。

やっと出会えました『養生訓』

最後に長い間、探し続け、やっと出会えた本のご紹介をしたいと思います。今までに数百冊の"栄養学"に関わる本を読み、また出会いを繰り返してきました。その中で多くの本に紹介されていた江戸時代に書かれた貝原益軒の"養生訓"がありました。もう300年以上前（1713年）に書かれた本です。しかも貝原益軒が83歳に書いた本です。

何時か、どこかで出会うだろうと気にはしていましたが、先程やっと出会いました。講談社学術文庫から元・芝浦工業大学名誉教授の伊藤友信先生が出版された全現代語訳と、立川昭三先生による解説書です（写真25−1, 2）。

●その他の栄養学

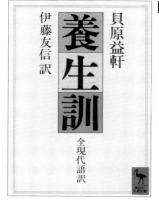
【写真25-1】

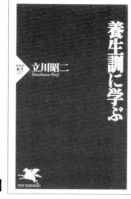
【写真25-2】

現代語訳と原文も紹介されているので、４４１ページにも及ぶ大作です。まだ１回しか読んでいませんが、これから常に身近に置いて、いつでも読める状態にして、自分にとって"バイブル"となる本になると思います。最初に読んでも、何回も感動を受けました。幾つかの感銘した内容をご紹介します。

"**外邪を防ぐ法**　風・寒・暑・湿は外邪（がいじゃ）である。これによって病いとなり、死ぬのは天命というしかない。聖人であれ賢者であっても、のがれられない。それでも内気を充実させて欲を慎んで予防すると、外邪による災難も少ないはずである。飲食・色欲によって病気になるのは、もちろん自己の過失によるものである。これは天命ではなく自分の罪である。万事、天によって起こることはどうにもならない。これに反して自分によって起こることは努力次第でどうにかなるものである。

風・寒・暑・湿の外邪を防がないのは怠慢であり、飲食・好色の内欲をおさえないのは過失といってよい。怠慢と過失とはすべて慎まないことから起こるものである。"

"**養生は畏れの一字**　身体を保護して養生するために、忘れてはならない肝要は一字がある。これを実践すれば生命を長くもって病むことはない。親には考、君には忠、家をたもち身体をたもつ。何を行っても間違いは生じない。ではその一字とは何か。「畏（おそれる）」ということである。

畏れるということは、身を守る心の法である。すべてに注意しないで気ままにしないで、過失のないようにし、たえず天道を畏れ敬い、慎んでしたがい、人間の欲望を畏れ慎んで我慢をすることである。つまり畏れることは慎みの心の出発をなすものであって、畏れると慎む心が生まれるのである。したがって畏れなければ慎みもない。それゆえに朱子（しゅし）（宋代の大儒）も晩年には、敬の概念を分析して、敬は「畏」という字の意味に近いと解したのである。"

養生訓（２）

続いて貝原益軒の"養生訓"から抜粋した文章を幾つかご紹介します。江戸時代にこのような考えがあったことに驚きます。

巻第二　総論　下

食後の養生法（１）　※著者が加筆

さて朝は早く起き、手と顔を洗い髪をととのえ、便所にいき、食後はまず腹を撫でおろして食物の消化をたすけるがよい。さらに京門（きょうもん）（※第十二肋骨部）の部分を人さし指の内側で、すじかいに繰り返して撫でるのがよい。≪※胸腰椎部が消化との関係があることを理解している≫

次いで腰を撫で下ろしたならば、その下部を静かにたたくこと。≪※腰痛防止になる≫強くたたいてはいけない。≪※強く叩けば、腰痛が和らぐのではないことを理解している≫もし食べ物が胸につかえたときは、上を向いて二、三度ばかりげっぷを試みると効果がある。

朝夕の食後に安坐してはいけない。さらに横になって眠ることは禁物である。長く坐り、眠れば、気がふさがって病気になり、それを繰り返せば短命になる。食後はつねに三百歩ばかり歩くがよい。ときには五六町ほど歩くことはさらによいのである。≪※食後の軽い運動を指摘している≫

気から百病生ず（４７）

『素問』という医書に「怒れば気上がる。喜べば気緩（さ）む。悲しめば気消ゆ。恐るれば気めぐらず。寒ければ気閉（と）ず。暑ければ気漏（も）る。驚ければ気乱れる。労すれ

ば気へる。思えば気結ぼうる。」と書かれている。すべての病気はみな気から生じる。

　病気というのは文字どおり気が病むことだ。それゆえに養生の道は気を調整することが重要である。調整するというのは、気を和らげ平らかにすることである。とにかく気を養う道は、気をへらさないことと循環をよくすることである。気を和らげて平にすると、この二の心配はなくなる。

丹田に気を集める（４８）

　臍の下三寸を丹田という。腎臓の動気といわれるものはここにある。≪※肝腎要のことを指摘している≫『難経』（斉の医者・秦越人の者）という医書に「臍下腎間の動気は、人の生命なり。十二経」（鍼灸学・手足の十二経脈）と書かれている。ここには生命の根本が集合している。気を養う術はつねに腰を正しくすえて真気を丹田に集め、呼吸を静かにし荒くせず、事をするときは胸中も軽く気を吐きだして、胸中に気を集めないで丹田に気を集めなければならない。こうすれば気はのぼらないし、胸は騒がないで身体に力が養われる。

　身分の尊いひとにものをいうときも、大異変にのぞんで多忙なときでも、このようにするがよい。やむなくひとと論争をするときでも、そうすれば、怒りすぎて気を損なったり、気が軽くならないで間違いは生じない。芸術家が芸術に励み、武人が武術に励み、敵と戦うときにも、みなこの心がけを主としなければならない。これは事に励み気を養うためのよい術（方法）である。

　とにかく技術を行うもの、とくに武士はこの法を知らなくてはならない。また道士が気を養い、僧が座禅するのも、みな真気を臍の下に集中する方法である。これは主静『※妄想を去り心を静かにする』の工夫であって、彼らの秘訣であろう。

　如何でしょうか。３００年前にこのような伝えがあったことに驚きます。

　最後に**巻第四　飲食　下**に面白い情報が書かれていたのでご紹介します。食べ合わせの悪いものを紹介しているのですが、今では余り食べないものや、聞いたことがない食材は省きました。

同食の禁（４１）

　いわゆる食い合わせのわるいものが多いので、ここに記して注意したい。

　豚肉に、生姜《※豚の生姜焼きはダメ？》・そば・いり豆・梅・牛肉《※豚と牛のひき肉の合わせがダメ？》、すっぽん・ウズラなどがわるい。

　牛肉に、にら・生姜・栗などがいけない。

　鶏肉と卵に、芥子・にんにく《※多くの料理に使われている！》・生ネギ・もち米・すもも・魚汁などがいけない。

　雉肉に、そば・きくらげ・クルミ・鮒・なまずなどがいけない。

　カモに、くるみ・きくらげがいけない。

　蟹に、柿・なつめ・橘がわるく、

　すももには蜜がわるい。

　なつめにはネギ、

　枇杷には熱い麺類、

　銀杏に鰻、

　瓜類に油餅、

　米には蜜がいけない。

　緑豆にカヤの実を食べ合わせると死ぬ。

　なますに瓜・冷水

　麦のあじ味噌と蜂蜜を同時に食べてはいけない。

　酒のあとに茶を飲んではいけない。腎をそこねるからである。酒後に、芥子や辛いものを食べると筋肉や骨をゆるくする。茶とカヤを一緒に食べれば身体がだるくなる。

　和俗（日本）では、わらびの粉を餅にして、緑豆をあんにして食べるとひとを殺すという。

　また胡椒と桃、・すもも・ヤマモモとを同食してはならない。

　またカボチャをなますに合わせて食べてはいけないともいう。

　如何でしたか。余り聞いたことのないものがテンコ盛りでしたのでご紹介しました。

●その他の栄養学

おわりに

　３大栄養素を始め、体に必要なビタミン、ミネラル、水分についてなるべく詳しくご紹介したつもりですが、紹介できなかった栄養素や、その他の情報も沢山あります。

　特にこの３０年間、栄養学は大きく変わりました。９０年代の新たな脂肪（飽和脂肪酸や不飽和脂肪酸）の発見から、体に与える酸化の恐さや、抗酸化剤の重要性、そして今ではタンパク質学とも呼べる、タンパク質が持つ重要性や神秘性も、少しづつですが解明されています。昨今の科学の進歩の早さには、本当に驚かされます。何時も取り残されている自分に危機感さえ覚えます。

　自由翻弄に生きてきた自分が、まさか栄養学に没頭するとは夢にも思いませんでしたが、この年になっても新たな出会いが続いていることに心から感謝しています。

　栄養学に対する勉強は、これに終わらずに続けて行く所存です。

　本来ならば成熟した生活を送る年齢であるのに、次から次へと新たな出会いと挑戦が続き、試練を求められています。もう少しで還暦を迎えますが、神様は安泰した生活を許してくれそうもなく、当分は手を緩めてくれそうにありません。本当に感謝しております。

　最後に「カイロプラクティック各論」シリーズの出版を快く受け入れて頂いた、たにぐち書店の谷口直良社長に心よりお礼を申し上げます。本当にありがとうございます。

●協力（資料提供）

株式会社コム・ジャパン

東京都品川区上大崎2-15-19　ＭＧ目黒駅前703

ＴＥＬ03-6450-2159　ＦＡＸ03-6450-2342

著者略歴：仲井康二,D.C.,C.C.S.P.

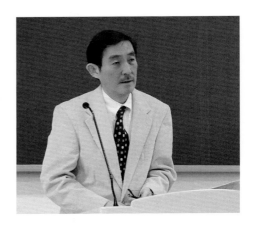

１９５８年　静岡市生まれ。
１９８６年　米国カルフォルニア州パサデナ市立大学卒業。
１９８９年　クリーブランド カイロプラクティック大学 LA校卒業（D.C.）。
１９９２年　米国カイロプラクティック協会公認スポーツ認定医（C.C.S.P.）
１９９３年　帰国後　ナカイ カイロプラクティック オフィス開設。
２００４年　セサミ カイロプラクティックと改称して現在に至る。

○著書
『カイロプラクティック物語』第2版
『ダイレクト・テクニック Part1』第2版
『ダイレクト・テクニック Part2』第2版
『カイロプラクティック各論（1）』

カイロプラクティック各論（2）
──エッセンシャル栄養学──

２０１８年４月２５日　第１刷発行

著　者　仲井　康二
発行者　谷口　直良
発行所　㈲たにぐち書店
　　　　〒171-0014　東京都豊島区池袋２-６８-１０
　　　　TEL．０３-３９８０-５５３６
　　　　FAX．０３-３５９０-３６３０

Ⓒ２０１８.Koji Nakai　　落丁・乱丁本はお取り替えいたします。